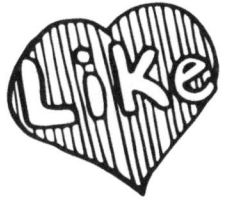

*Für alle Klient*innen, die ich
bisher begleiten durfte oder
aktuell begleiten darf.*

*Dieses Buch ist für Euch, weil ich
Euch aus tiefstem Herzen nur noch
wohlwollende und wertschätzende
Begegnungen wünsche.*

Bibliografische Information der Deutschen Nationalbibliothek:
Die Deutsche Nationalbibliothek verzeichnet diese Publikation in der Deutschen
Nationalbibliografie; detaillierte bibliografische Daten sind im Internet über
http://dnb.d-nb.de abrufbar.

1. Auflage	Juni 2022
© 2022	edition riedenburg
Verlagsanschrift	Adolf-Bekk-Straße 13, 5020 Salzburg, Österreich
Internet	www.editionriedenburg.at
E-Mail	verlag@editionriedenburg.at
Lektorat	Dr. Heike Wolter, Obertraubling
Bildnachweis	Foto Karen Nimrich am Cover © www.picslocation.de
Satz und Layout	edition riedenburg
Herstellung	Books on Demand GmbH

ISBN 978-3-99082-107-7

Karen Nimrich

Gewaltfreie Kommunikation
bei Menschen mit Behinderung

GFK als Basis für bedürfnisorientierte Begleitung

✓ Unterstützung
im Alltag
✓ Praxisbeispiele
✓ Übungen zur
GFK

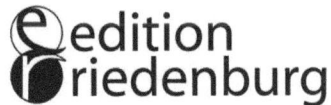

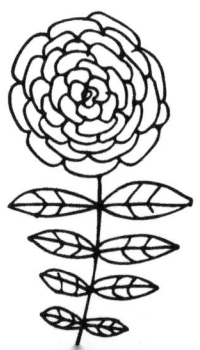

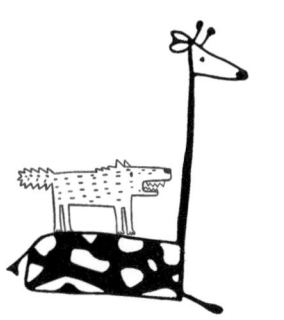

INHALT

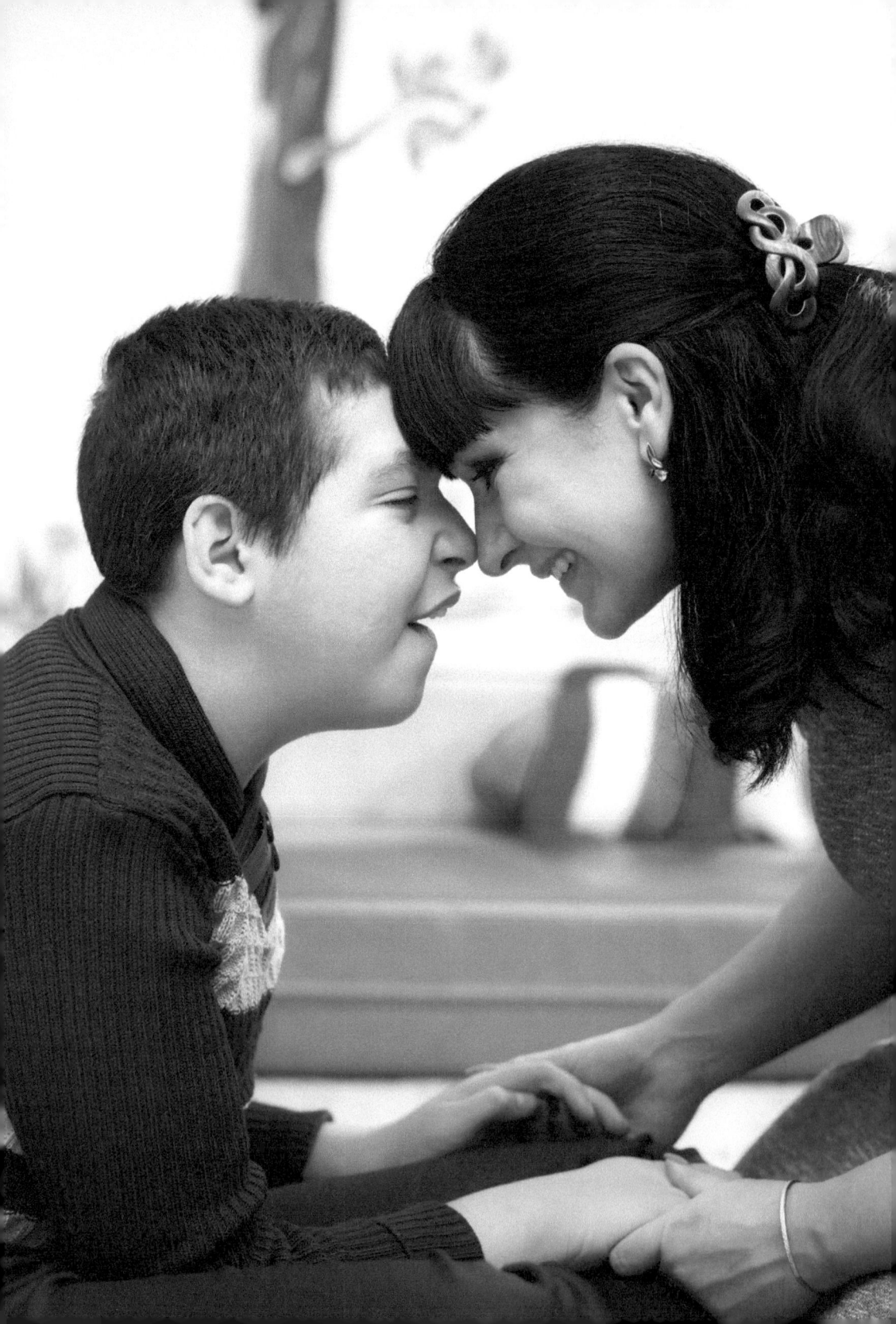

VORWORT

Alle Menschen auf dieser Welt haben dieselben Bedürfnisse und sind bestrebt, diese Bedürfnisse erfüllt zu bekommen. Schon uns Erwachsenen, die sich gut artikulieren können, fällt es oft schwer, sich klar und verständlich auszudrücken. Dabei geht es darum, so gehört und angenommen zu werden, wie wir sind. Und darum, auch dann liebevoll begleitet zu werden, wenn unsere Bedürfnisse einmal nicht erfüllt werden und wir traurig und schmerzerfüllt sind.

Zwei Gruppen von Menschen brauchen besondere Fürsorge, um ihre Bedürfnisse darzulegen und mit dem Frust umzugehen, wenn diese nicht erfüllt werden: Kinder, die noch lernen, und Menschen mit geistiger Beeinträchtigung. Letztere sind zwar nicht immer dazu in der Lage, die vollständige Artikulation von Bedürfnissen erlernen zu können, sie sollen aber dennoch von ihrer Umgebung als „voll" genommen werden.

Die Gewaltfreie Kommunikation nach Marshall B. Rosenberg bietet eine wundervolle Möglichkeit, auch mit jenen Menschen tief in Verbindung zu gehen, die eine geistige Beeinträchtigung haben. Sie zu hören, wahrzunehmen und ihnen zu sagen: Du mit deinen Gefühlen und Bedürfnissen, du bist voll und ganz in Ordnung. Und sie dabei zu unterstützen, gute Strategien zu finden, wie sie ein zufriedenes und erfülltes Leben führen können.

Karen Nimrich unterstützt mit ihrem Buch Familien, Betreuungspersonen und Betroffene selbst. Es geht darum, zu verstehen und verstanden zu werden und jenen, die nach wie vor am Rande der Gesellschaft sind, Worte und Unterstützung auf Augenhöhe zu bieten. Wir wollen sie darin begleiten, sich gut ausdrücken zu können und gemeinsam nach stimmigen Lösungswegen zu suchen.

Gerade das Leben in einer Wohngemeinschaft ist eine Herausforderung. Auf der einen Seite findet sich das Bedürfnis nach Ruhe und Rückzug, auf der anderen Abwechslung und Beschäftigung. Zugleich ist da der Spagat zwischen dem Respektieren der Privatsphäre und der Aufsichtspflicht durch die Betreuerinnen und Betreuer. Die speziellen Eigenarten einer jeden Klientin und eines jeden Klienten können Mitbewohner sowie Betreuungspersonen ordentlich herausfordern. Reflexion ist, wenn überhaupt, dann auf einer anderen Ebene möglich.

Der vorliegende Ratgeber ist ein Sprachrohr für jene, die keine Stimme in der Gesellschaft haben. Er gilt uns allen als Weckruf, damit wir ab sofort noch besser hinsehen, hinhören und hinfühlen.

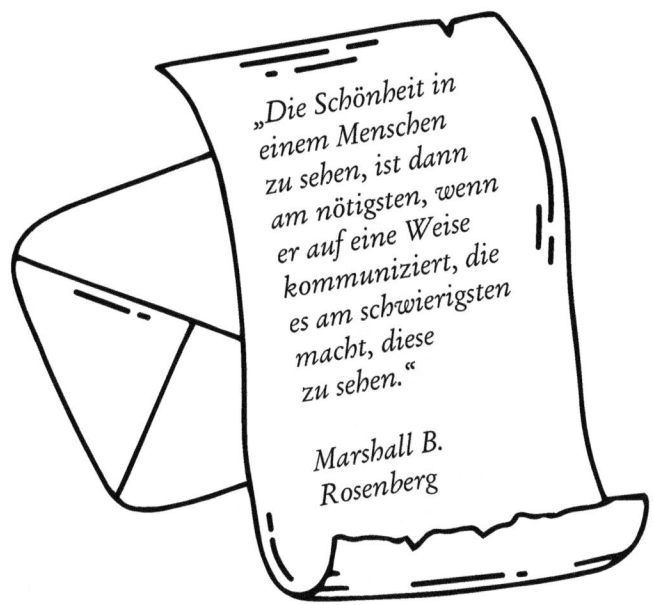

„Die Schönheit in einem Menschen zu sehen, ist dann am nötigsten, wenn er auf eine Weise kommuniziert, die es am schwierigsten macht, diese zu sehen."

Marshall B. Rosenberg

Dieses Buch ist eine Einladung an all jene, die mit geistig beeinträchtigten Menschen leben oder ihnen im Arbeitskontext begegnen. Es hilft ihnen dabei, neue Wege zu beschreiten und genau diese Schönheit im Gegenüber immer wieder aufs Neue zu entdecken.

Mag. Hanna Grubhofer
7-fache Mutter, Autorin und Trainerin in Gewaltfreier Kommunikation
www.empathynow.at

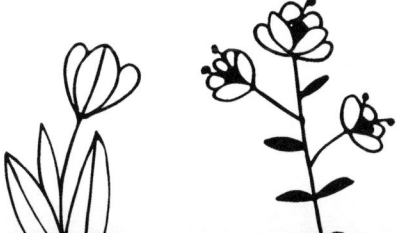

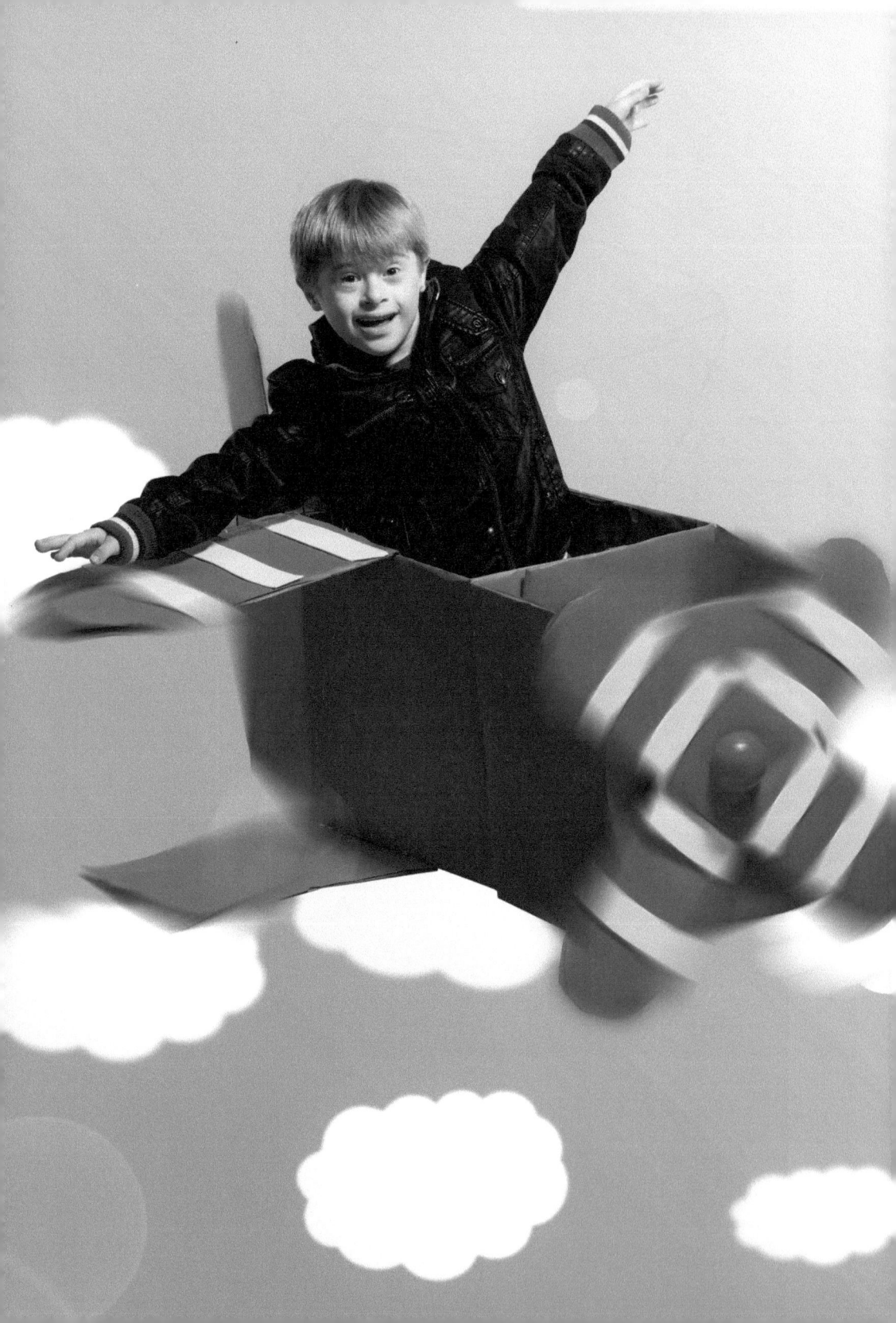

EINLEITUNG

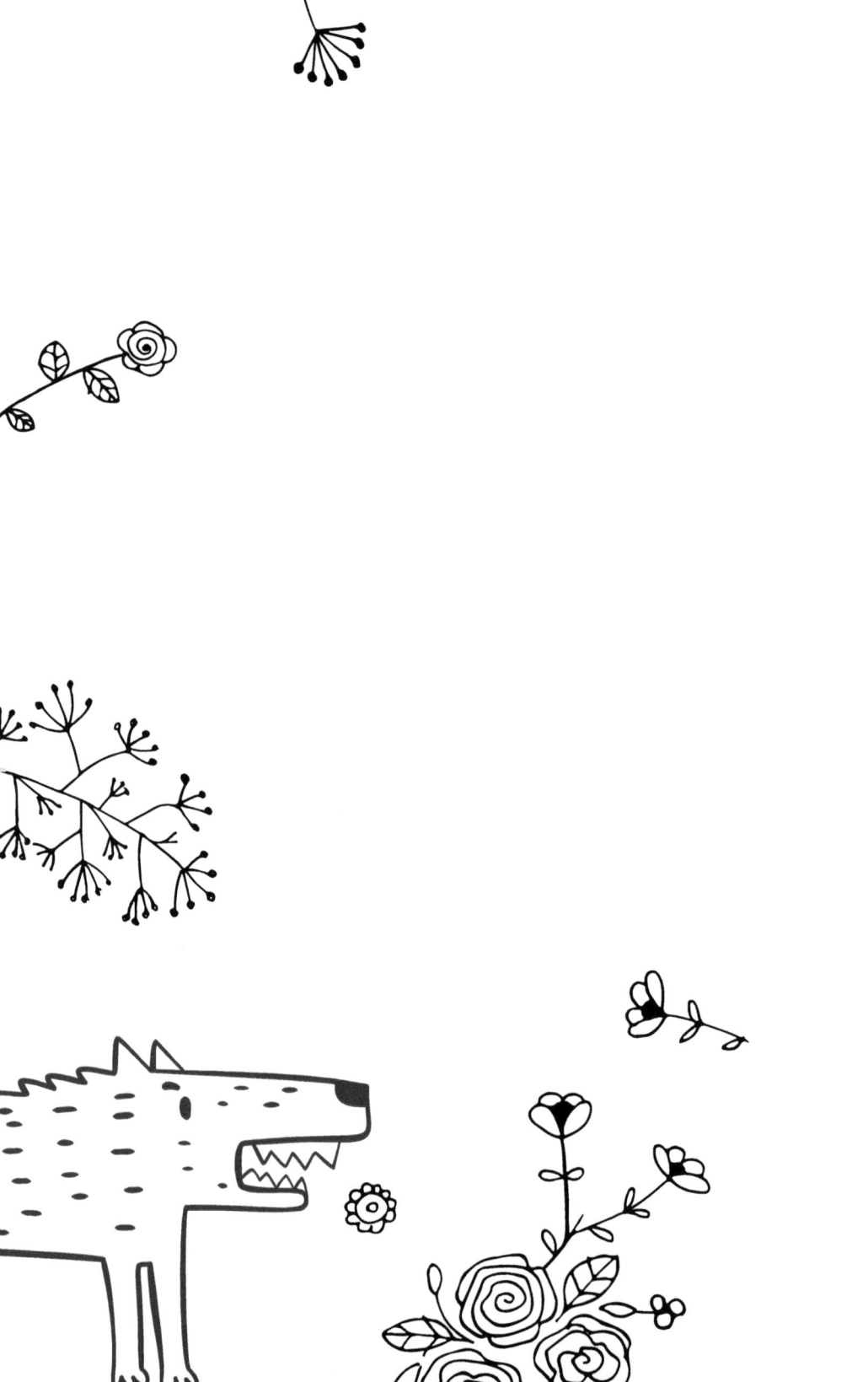

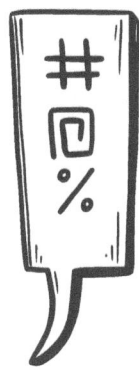

*Leo schlägt in seiner Wohngruppe immer
wieder andere Klientinnen.*

Maya möchte sich seit Tagen nicht waschen.

*Ahmed redet ohne Pause beim Essen und
unterbricht andere, wenn sie etwas erzählen.*

*Simone wirft regelmäßig beim Mittagessen
in der Schule mit Geschirr.*

Alltag in einer Wohngruppe und in der Schule. Und wir als Mitarbeiterinnen schreiten selbstverständlich ein. Aber wie schreiten wir ein? Wie gehen wir mit solchen Verhaltensweisen um? Weisen wir Leo, Ahmed und Simone zurecht? Sind wir so autoritär, dass Maya trotzdem duscht, oder lassen wir sie ungeduscht? Schimpfen wir?

Gewaltfreie Kommunikation (GFK) ist hier ein Weg, der sehr hilfreich und bereichernd sein kann. GFK ist aber nicht nur förderlich beim Umgang mit solchen Verhaltensweisen, sondern sie bietet uns in vielen anderen Bereichen unserer Arbeit, zum Beispiel in der Dokumentation, in Arbeitsaufträgen, aber auch im Umgang mit unseren Teamkolleginnen, viele Chancen. Einige dieser Chancen werden Sie in diesem Buch kennenlernen.

Gewaltfreie Kommunikation mit (geistig) behinderten Menschen?

Kann das gehen und wenn ja, wie?

Hat die Gewaltfreie Kommunikation Grenzen?

Wie sieht es aus, wenn Verhaltensweisen physiologische oder psychiatrische Ursachen haben oder liegt auch in diesem Fall immer ein Bedürfnis zugrunde?

Beziehungsweise: Kann und sollte dieses Bedürfnis erfüllt werden?

Hinter den Verhaltensweisen einer Zwangsstörung können zum Beispiel Bedürfnisse wie Sicherheit oder Ordnung stecken. Gibt es aber überhaupt bei einer Zwangsstörung eine Möglichkeit, die Bedürfnisse auf andere Art und Weise zu erfüllen, sodass es Zwänge nicht braucht?

Wie ist es beispielsweise bei einem Menschen mit Pica-Syndrom, der vieles isst, was allgemein als ungenießbar gilt? Sicher können hinter dem Verzehr von Erde, Plastikdeckeln oder Kot möglicherweise Bedürfnisse wie

Ordnung und Struktur stecken. Aber werden wir jemals vergleichbare Strategien für diesen Menschen finden, sodass er nicht mehr auf ein Verhalten angewiesen ist, mit dem er sich gegebenenfalls auch in Gefahr bringt? Oder ist es meine Aufgabe als Heilerziehungspflegerin, den Aufenthaltsort so zu gestalten, dass die Klientin keine Möglichkeit mehr hat, solche Dinge zu essen? Nehmen wir ihr aber damit nicht ihr Recht auf Selbstbestimmung und Autonomie? Wäre sie eventuell sogar froh, wenn sie mit dieser Strategie, solche Dinge zu essen, aufhören könnte? Oder ist es meine Aufgabe, einfach zu akzeptieren, dass es ihre Strategie ist, auch wenn diese für sie gefährlich sein kann?

Und dann ergibt sich die Frage: Ist Gewaltfreie Kommunikation für Menschen mit einer kognitiven Behinderung nicht zu komplex?

Ja, wenn Gewaltfreie Kommunikation als Methode angewendet wird, ist dies vermutlich für viele Menschen mit Lernschwierigkeiten zu komplex. Gewaltfreie Kommunikation ist jedoch eine Grundhaltung: Es ist eine Art, wie ich andere Menschen, mich selbst und meine Umwelt sehe. Und in dieser Haltung, in dem ständigen Versuch, mit mir und meinem Gegenüber in Verbindung und im stetigen Kontakt mit meinen Gefühlen und Bedürfnissen zu sein, geht es nicht um Komplexität und ob Menschen mit geistiger Behinderung dies kognitiv verstehen. Sie bekommen davon vielleicht zunächst gar nichts mit.

Es ist daher vielmehr eine Arbeit an uns, an mir, an Ihnen. Eine innere Arbeit, die Ihnen hilft, mit sich selbst in Kontakt zu sein, Empathie und Verständnis zu entwickeln und mit den Menschen um Sie herum, seien es Klientinnen, Kolleginnen oder Angehörige, in Verbindung zu sein.

Entstanden ist das vorliegende Buch aus der Facharbeit meiner Ausbildung zur Heilerziehungspflegerin und viele der Beispiele kommen aus dem Wohngruppen-Alltag. Es ist jedoch für alle Menschen gedacht, die Menschen mit Behinderung begleiten – seien es Lehrkräfte, Heilerziehungspflegerinnen, Erzieherinnen, Werkstattmitarbeiterinnen, gesetzliche Betreuungen, Assistenzen oder Angehörige.

In diesem Buch werden die Begriffe Intelligenzminderung, geistige und kognitive Behinderung sowie Lernschwierigkeiten synonym verwendet. Der allgemein gehaltene Titel „Gewaltfreie Kommunikation (GFK) bei Menschen mit Behinderung" kommt daher, dass ich während des Schreibens auch an autistische Menschen und Menschen mit psychischen oder seelischen Behinderungen gedacht habe.

16

Wenn man sich mit Gewaltfreier Kommunikation beschäftigt, tun sich viele Themen auf. Sie können hier jedoch nicht alle angesprochen werden, da das sonst den Rahmen eines Buches sprengen würde. Auch das Thema Inklusion kommt in diesem Buch nicht vor, was ich sehr bedauere. Es könnte jedoch ein eigenes Buch füllen.

Mir ist wichtig, dass dieses Buch überschaubar bleibt. Es soll einen Einblick in dieses Thema geben und einem ersten Innehalten dienen. So bietet es eine Auswahl an Aspekten, die ich momentan für besonders zentral halte.

Ich hoffe, Sie haben viel Freude beim Lesen und Ausprobieren, und wünsche Ihnen viele Begegnungen voller Wohlwollen, Wertschätzung und Verbindung – mit Ihnen selbst, Ihren Klientinnen und Kolleginnen, sowie mit allen anderen Menschen, die Ihre Wege kreuzen.

Karen Nimrich

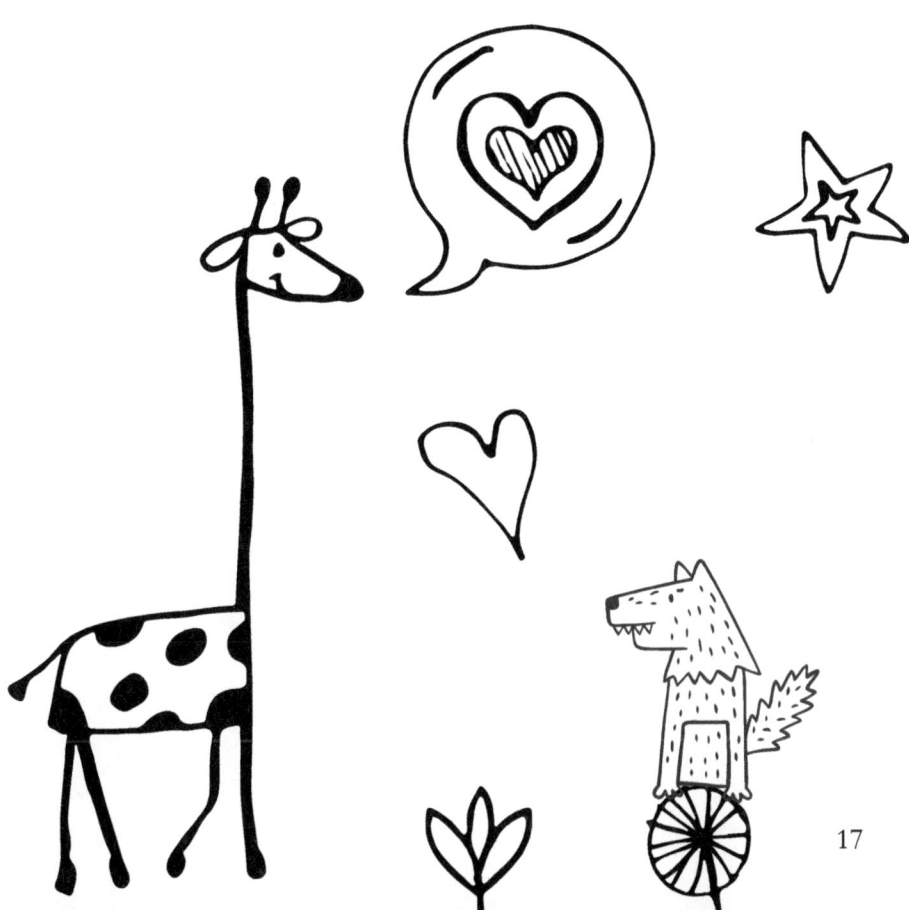

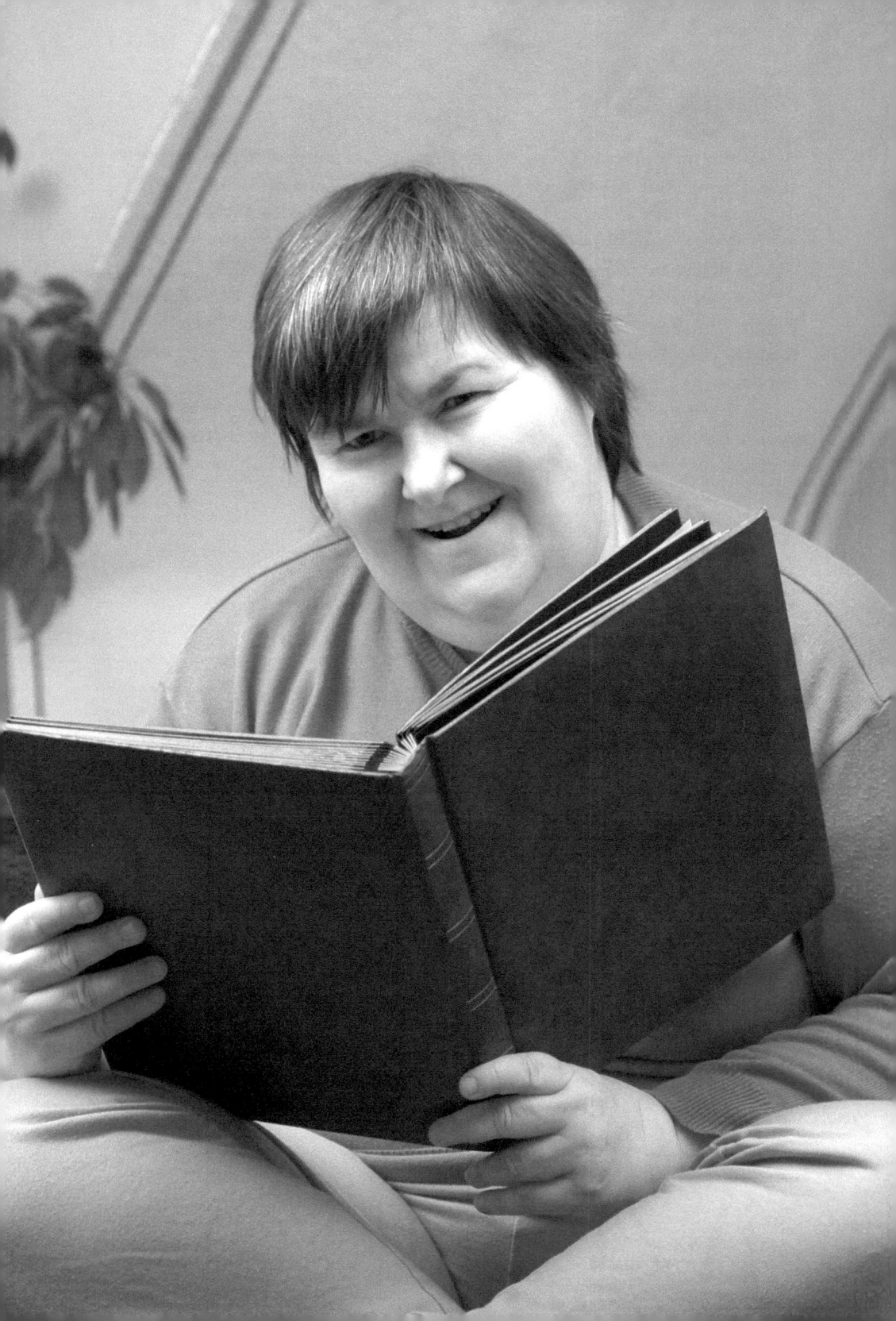

WAS ERWARTET SIE
IN DIESEM BUCH?

Dieses Buch ist keine Gebrauchsanweisung und kann nicht alle Fragen beantworten. Vielleicht haben Sie nach dem Lesen sogar mehr Fragen als vorher. Dann lade ich Sie ein, sich auf den Weg zu machen und Antworten zu finden, sei es in Gesprächen mit anderen, in Trainings oder beim Erleben von eigenen Erfahrungen.

Dieses Buch soll mit fiktiven Beispielen und selbst Erlebtem Anregungen geben. Ich hoffe, mit den Beispielen zeigen zu können, wie Sie die Theorie in die Praxis umsetzen können. Alle Namen und Geschlechter sowie die Beispiele im Buch sind frei erfunden oder stark abgewandelt.

Sie bekommen einerseits einen Einblick in die Gewaltfreie Kommunikation in ihren klassischen vier Schritten und weiteren Schwerpunkten, die mir im Alltag wesentlich erscheinen. Dazu gehören die Aspekte **Empathie**, das **4-Ohren-Modell der GFK** und der **Umgang mit Macht**. Dabei geht es nicht nur um den Umgang mit Menschen mit kognitiver Behinderung, sondern auch um Teamarbeit und die Arbeit mit Angehörigen.

Ein Schwerpunkt des Buches sind die Bedürfnisse. Diese werden unter dem Aspekt der sozio-emotionalen Entwicklung nach Margaret Mahler beleuchtet, um deutlich zu machen, wie unterschiedlich stark die Bedürfnisse in den verschiedenen Entwicklungsphasen von Menschen ausgeprägt sein können und wie wertvoll es ist, dass wir darauf in unserer pädagogischen Arbeit Rücksicht nehmen.

In diesem Buch erfahren Sie etwas von den großen Chancen, die ich sehe, wenn wir die Gewaltfreie Kommunikation als Konzept und vor allem als Haltung in unserem Umgang mit Menschen mit Behinderung kennen und leben.

Es geht in diesem Buch nicht darum, wie Menschen mit Behinderung die Gewaltfreie Kommunikation aktiv lernen können, sondern darum, welche Vorteile sie Ihnen als Begleitende bringt und wie Menschen mit Behinderung dadurch indirekt davon profitieren.

Ich lade Sie ein, die Übungen im Buch auszuprobieren und somit dieses Buch und die darin enthaltenen Ideen mit Ihren eigenen Themen zu verknüpfen.

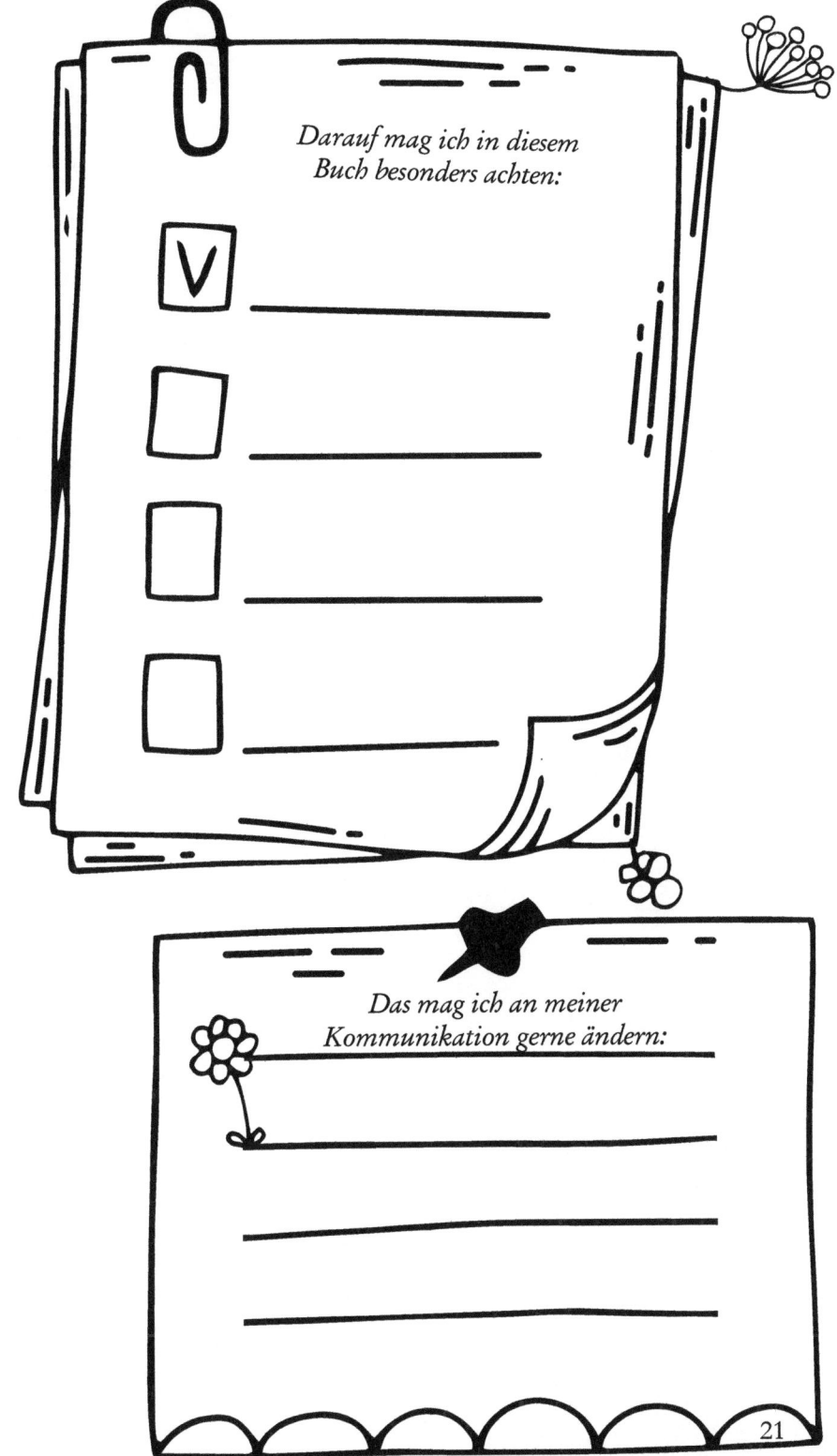

Darauf mag ich in diesem
Buch besonders achten:

Das mag ich an meiner
Kommunikation gerne ändern:

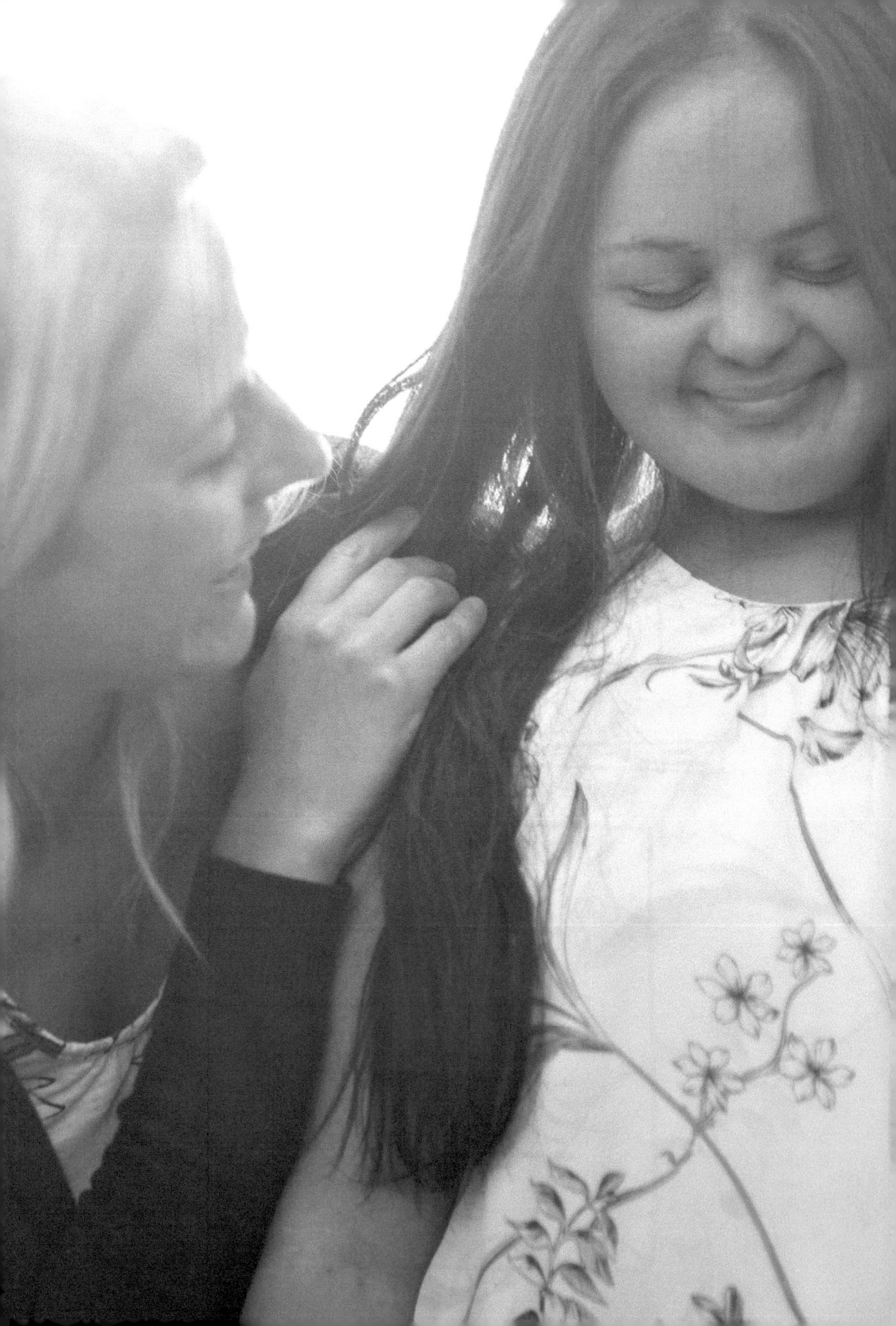

GEWALTFREIE KOMMUNIKATION

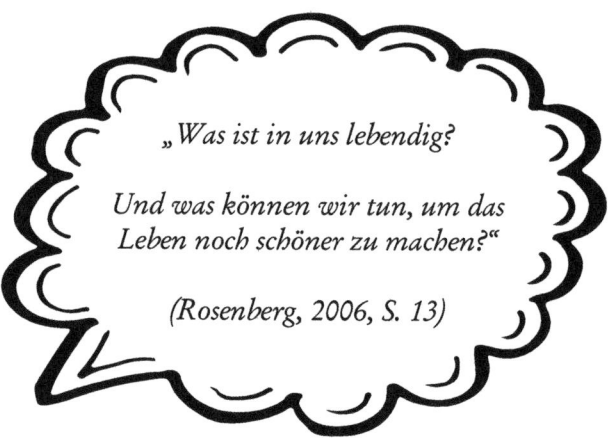

„*Was ist in uns lebendig?*

Und was können wir tun, um das Leben noch schöner zu machen?"

(Rosenberg, 2006, S. 13)

Diese zwei Fragen standen für den Entwickler der GFK, Marshall B. Rosenberg (1934–2015), im Mittelpunkt der Gewaltfreien Kommunikation. Sie machen die Freude und Lebendigkeit deutlich, die durch das Erlernen der Gewaltfreien Kommunikation entstehen können. Diese Fragen lassen uns hinschauen, welche Gefühle und Bedürfnisse bei uns und bei unserem Gegenüber gerade lebendig sind. Sie fragen uns, was wir tun können, um unser Leben schöner zu machen – aber nicht nur unser eigenes, sondern, bezogen auf die Arbeit, auch das Leben der Menschen mit Intelligenzminderung und das Leben unserer Kolleginnen.

Rosenberg orientierte sich vor allem an seinem Lehrer Carl Rogers (1902–1987), aber auch an Mahatma Gandhi (1869–1948). Sein Konzept baut auf die Klientenzentrierte Gesprächsführung von C. Rogers auf, umfasst jedoch mehr als den therapeutischen Bereich. Es geht um einen allgemein wertschätzenden Umgang miteinander. Er nannte die Gewaltfreie Kommunikation auch die „Sprache des Friedens".

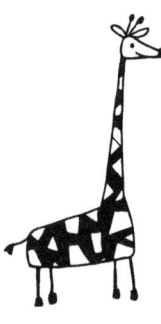

Es gibt neben den Begriffen Gewaltfreie Kommunikation und Sprache des Friedens weitere Bezeichnungen: Einfühlende oder Wertschätzende Kommunikation, Sprache des Herzens oder **Giraffensprache**. Die letzten zwei Begriffe stammen von Marshall B. Rosenberg selbst. In einem Vortrag in München berichtete er 2006, dass der Begriff Gewaltfreie Kommunikation eine formelle Bezeichnung sei und er sie informell „Giraffensprache" nenne. In allen Seminaren und Vorträgen, die er geleitet und gegeben hat, arbeitete er mit zwei Handpuppen: einer Giraffe und einem Wolf. Er bezeichnete die gewaltvolle Sprache als Wolfssprache, während die Gewaltfreie Kommunikation die Giraffensprache war. Die Giraffe wählte er, weil sie das Landtier mit dem größten Herzen ist und damit ausgezeichnet für eine Herzenssprache stehen kann. Rosenberg betonte immer wieder, dass GFK eine Sprache des Herzens sei. „Sie hilft uns, uns mit unserem eigenen Herzen zu verbinden", und gleichzeitig auch mit dem Herzen der anderen Menschen. (Rosenberg, 2007, Min. 13–15)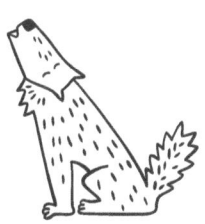

Auch ich mag Bezeichnungen wie „Sprache des Herzens" oder „Wertschätzende Kommunikation" sehr gerne und fast lieber als den Begriff „Gewaltfreie Kommunikation". Der Begriff Gewaltfreie Kommunikation und vor allem die Abkürzung GFK machen ein Sprechen darüber aber einfacher und unkomplizierter. Der Begriff Giraffensprache schreckt einige schnell ab, weil sie damit etwas Kindisches und Albernes verbinden. Gleichzeitig zeigt die Erfahrung im Unterricht und in Seminaren, dass bei vielen Menschen die Giraffe und der Wolf als Symbole hängen bleiben. In diesem Buch wird die Bezeichnung Gewaltfreie Kommunikation oder die Abkürzung GFK verwendet, da dieser offizielle Begriff Klarheit bietet, um was es geht.

Gewaltfreie Kommunikation ist nicht nur ein Konzept, eine Methode oder eine Sprache, sondern eine Haltung. Marshall Rosenberg schreibt dazu: „Obwohl ich von der GFK als einen ‚Prozess der Kommunikation' oder einer ‚Sprache der Einfühlsamkeit' spreche, ist sie mehr als ein Prozess oder eine Sprache. Auf einer tieferen Ebene ist sie eine ständige Mahnung, unsere Aufmerksamkeit in eine Richtung zu lenken, in der die Wahrscheinlichkeit steigt, dass wir das bekommen, wonach wir suchen." (Rosenberg, 2016: 19)

Es geht also darum, in Kontakt zu kommen mit den eigenen Bedürfnissen und mit den Bedürfnissen anderer Menschen, sowie empathisch und wertschätzend uns selbst und unseren Mitmenschen zu begegnen. Mit Empathie beschreibt er nicht das, was häufig mit Sympathie verwechselt wird, sondern eine vollkommene Präsenz. Diese Präsenz charakterisierte er als „Essenz der Gewaltfreien Kommunikation. Wenn wir Einfühlung geben, dann geht es darum, einfach ganz und gar präsent zu sein, im Moment zu sein." (Rosenberg, 2012: 43).

Um diese Einfühlung, die Empathie und die Haltung hinter der Gewaltfreien Kommunikation zu lernen, entwickelte er vier Schritte, die helfen, in diese Haltung und in die Verbindung mit sich und den Mitmenschen zu kommen. Es ist also eine Idee, wie man die Haltung der Gewaltfreien Kommunikation üben und lernen kann, und nicht nur eine feste Methodik, die immer angewendet werden soll.

Ich spreche lieber von **vier Elementen**, da die Bezeichnung „Schritte" den Anschein erweckt, man formuliere in der Kommunikation mit dem Gegenüber alle vier Schritte. Um in Konfliktgesprächen Klarheit zu bekommen, sich selbst mit Empathie zu begegnen und sich in der Haltung zu üben, sind die vier Schritte in ihrer Abfolge sehr hilfreich. Im Klientinnen-Kontakt gibt es jedoch Schwierigkeiten, diese vier Elemente im Ganzen anzuwenden. So gibt es viele Klientinnen, bei denen hauptsächlich der letzte Satz hängen bleibt. Wenn wir vier Sätze formulieren, haben wir also wenig gewonnen.

Es geht darum, die GFK zu nutzen, um ein größeres Verständnis für unsere Klientinnen zu bekommen und mit uns selbst und dem Gegenüber in Verbindung zu treten. Ich kann die vier Elemente in ihrer Abfolge durchgehen, um mich mit mir und meinen Klientinnen zu verbinden, um dann nur die Elemente auszusprechen, die gerade notwendig sind. Das kann dann nur die Aussage „Ich brauche Ruhe" sein. Auch in der Vorbereitung auf Konfliktgespräche mit Kolleginnen oder Angehörigen sind die vier Elemente in ihrem Ablauf hilfreich, um für sich selbst Klarheit zu schaffen.

Die vier Elemente helfen, Beobachtung von Bewertung zu trennen, sich mit Gefühlen auseinanderzusetzen, Bedürfnisse in den Fokus zu rücken und klare Bitten in den Alltag einzubauen.

Am allerwichtigsten ist es, die Haltung zu üben, zu erlernen und einzunehmen, die hinter der GFK steckt. Dabei können die vier Schritte wesentlich helfen. Es geht darum, authentisch und lebendig zu bleiben und die vier Elemente flexibel und intuitiv einsetzen zu können. Das A und O ist die eigene Haltung, das ehrliche Interesse an einer Verbindung mit sich und dem anderen sowie ein Wohlwollen und Wertschätzen sich selbst und der Umwelt gegenüber.

Schauen wir uns nun die Elemente gemeinsam an und welche Chancen sie jeweils bieten.

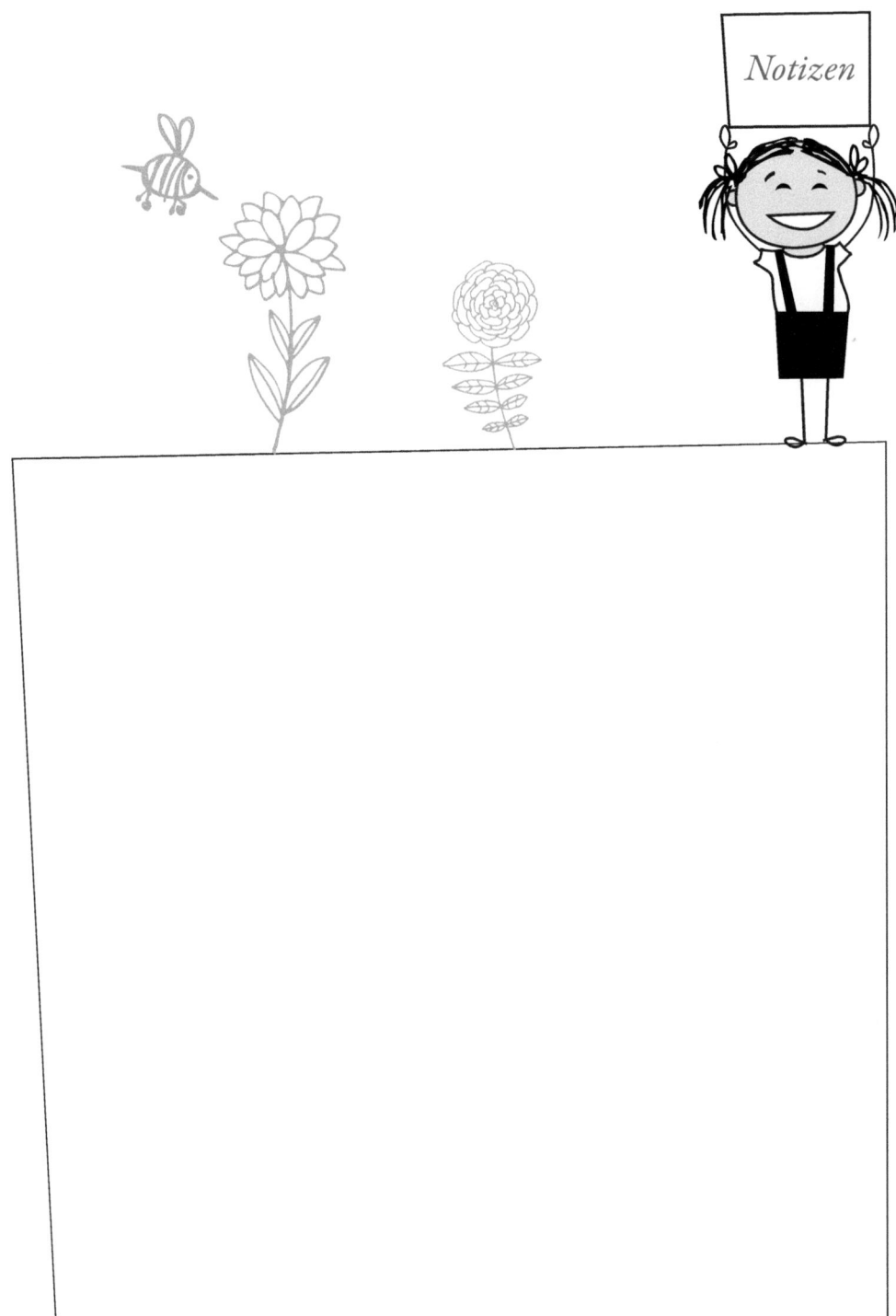

Notizen

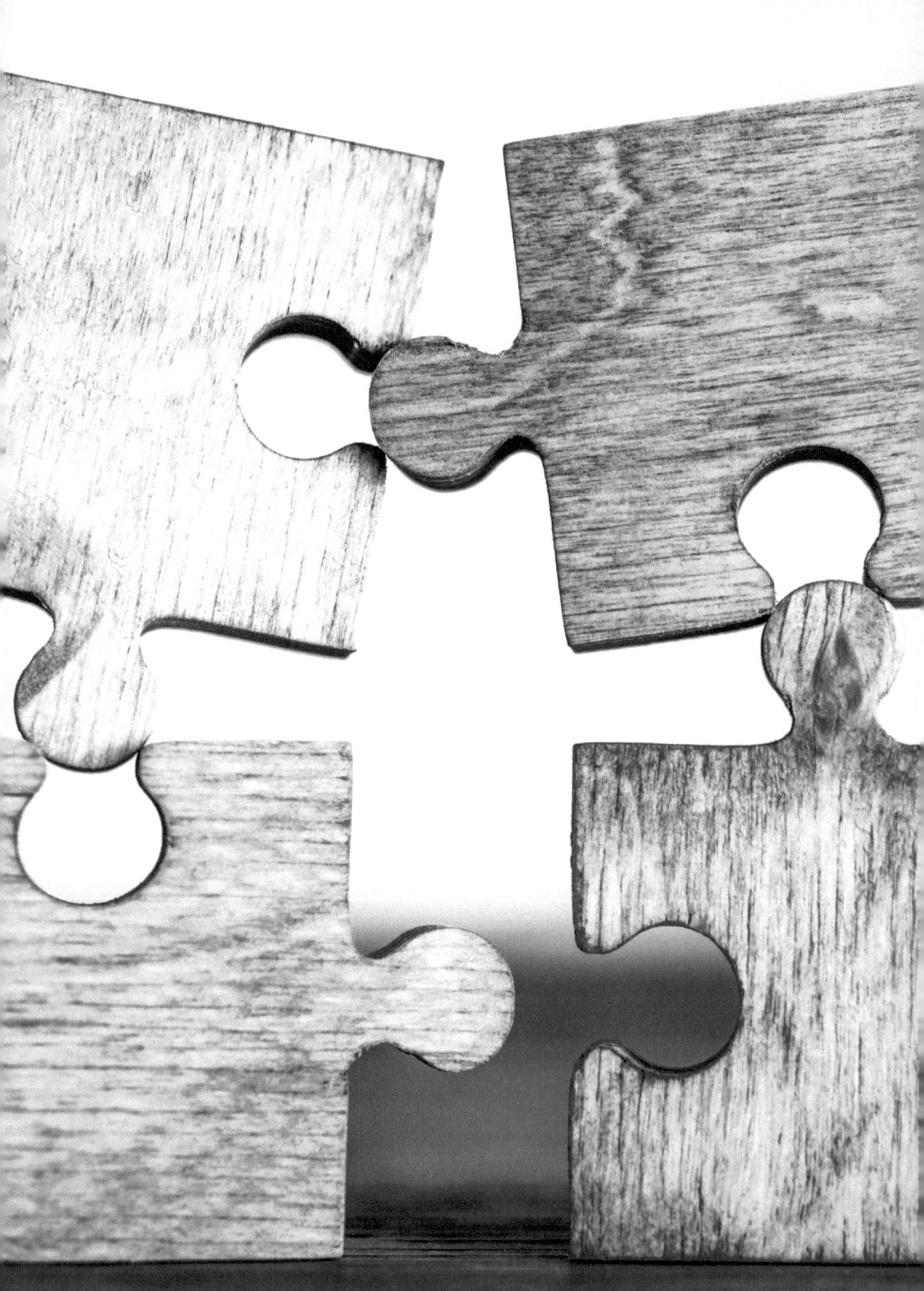

DIE VIER ELEMENTE

1. Beobachtung

In der ersten Komponente, der Beobachtung, geht es darum, den Blick darauf zu richten, was tatsächlich passiert ist: Was sind die Fakten? Was kann man sehen, hören, riechen, schmecken oder fühlen? Man beschreibt die Situation wie aus einer Kameraperspektive: Es wird das formuliert, was eine Kamera sieht.

Einige Beispiele für Beobachtungen

- *Hier stehen fünf Teller und vier Gläser im Spülbecken.*

- *Ich höre in meinem Zimmer die Musik von meinem Zimmernachbarn.*

- *Wir hatten vereinbart, dass wir uns um 17 Uhr treffen, du bist um 18 Uhr im Restaurant angekommen.*

- *Ich habe die letzten sieben Tage täglich einmal die Spülmaschine ausgeräumt.*

Wenn wir durch diese Beobachtung eine gemeinsame Basis hergestellt haben, können wir in einem Konflikt weitersprechen, ohne dass direkt das Ansprechen der Situation zum Streit führt.

Wenn wir eine Beobachtung im Sinne der GFK formulieren, geht es darum, diese Beobachtung auf einen Zeitrahmen und einen bestimmten Zusammenhang zu beziehen und ganz konkret zu benennen, was man gesehen und gehört hat.

Ein Beispiel: „Ich habe nicht gesehen, dass du in der letzten Woche dein Zimmer aufgeräumt hast."

Häufig wird im Alltag die Beobachtung mit einer Bewertung vermischt. Unter Bewertungen versteht die Gewaltfreie Kommunikation jegliche Form von Interpretationen, Urteilen, Gedanken, Analysen und Diagnosen.

Einige Beispiele für Bewertungen

- *Hier ist es ja chaotisch.*

- *Der kann das aufgrund seiner Behinderung nicht entscheiden.*

- *Immer muss ich die Spülmaschine ausräumen.*

- *Sie provoziert schon den ganzen Vormittag.*

- *Ich bekomme immer einen blöden Dienstplan.*

Wenn wir Beobachtung und Bewertung nicht klar voneinander trennen, verringert sich die Chance, dass wir uns verständlich machen können. Unser Gegenüber hört vermutlich direkt eine Kritik und geht in eine Abwehrhaltung. Dadurch entsteht eine erste mögliche Konfliktquelle.

Um das zu verhindern und eine gemeinsame Basis zu schaffen, ist es hilfreich, mit dem Gegenüber eine übereinstimmende Vorstellung von einer Situation zu bekommen. Wenn ich also etwas ansprechen möchte, formuliere ich eine Beobachtung und schaue dabei, ob mein Gegenüber der Aussage zustimmen kann und wir uns einig werden über das, was passiert ist.

Die Unterscheidung zwischen Beobachtung und Bewertung ist noch aufgrund eines anderen Aspektes wichtig: Rosenberg macht deutlich, dass negative (z.B. chaotisch, faul und blöd), positive (z.B. brav und lieb) und auch neutrale Etiketten (wie „Chefin") unsere Wahrnehmung von der Ganzheit eines Menschen einschränken (vgl. Rosenberg, 2016: 40).

Wenn wir also einen Menschen mit einem Etikett bewerten, stecken wir ihn in das bekannte Schubladensystem und verlieren dabei schnell die Wahrnehmung der ganzen Person. Sie ist dann lediglich eine „Chefin" und mehr nicht. Oder man macht die Schublade „Behinderung" auf und etikettiert jemanden als „verhaltensauffällig", „verhaltensindividuell" oder Ähnliches. In dem Moment, in dem wir eine Bewertung in unserem Kopf haben, fokussieren wir uns unbewusst auf dieses eine Etikett und laufen Gefahr, den Menschen nicht mehr mit all seinen verschiedenen Eigenschaften, mit seinen Stärken und Schwächen, zu sehen.

Um eines deutlich zu machen: Es geht nicht darum, immer neutral zu sein und nicht mehr zu bewerten. Bewertungen gehören zum (Über-)leben dazu, sind in manchen Bereichen sogar notwendig und machen das Leben einfacher. Komme ich beispielsweise zu dem Urteil, dass es sich bei dem entsprechenden Pilz um einen Fliegenpilz handelt und ich ihn daher nicht essen sollte, kann mir das genauso das Leben retten, wie die Bewertung, dass ein Mensch mit einer Waffe gefährlich sein könnte und ich ihm nicht zu nahe kommen sollte.

Es geht darum, dass wir uns den Unterschied bewusst machen und Beobachtungen und Bewertungen voneinander trennen. Außerdem können wir aus verschiedenen Impulsen heraus Bewertungen treffen – dazu mehr im Kapitel *Moralische und lebensdienliche Bewertungen* (S. 36).

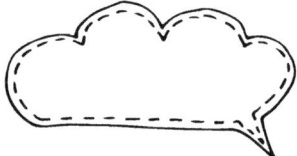 

Um in Gesprächen eine gemeinsame Basis zu schaffen, ist es hilfreich, eine Beobachtung von einer Bewertung zu trennen.

Beobachtung

- *Kameraperspektive*

- *Fakten: Was man sieht, hört und riecht*

Bewertung

- *Diagnosen, Urteile, Analysen*

- *Gedanken, die im Kopf entstehen*

Menschen mit Behinderung sind Bewertungen, Analysen und Diagnosen häufig noch stärker ausgesetzt als Menschen ohne Behinderung. Oft werden sie mit ihren Unzulänglichkeiten und Defiziten konfrontiert.

Glücklicherweise ändert sich daran seit einigen Jahren etwas und es wird zunehmend ressourcenorientiert gedacht, was jedoch in der Praxis häufig noch nicht genügend umgesetzt wird. Und wie oben beschrieben, gibt es auch positive Bewertungen wie lieb oder brav. Wenn wir also ressourcenorientiert arbeiten, bewerten wir auch hier, zum Beispiel: „Er kann sich 20 Minuten gut konzentrieren."

Es ist eine alltägliche Aufgabe von Heilerziehungspflegerinnen, Sonderpädagoginnen, Ärztinnen usw., Situationen zu bewerten und Diagnosen über das Entwicklungsalter oder die Behinderung zu stellen. Diese können Klarheit und Orientierung bieten. Eine Diagnose oder Analyse kann Handlungsmöglichkeiten aufzeigen und führt vielleicht zu mehr Verständnis.

Zum Beispiel bin ich persönlich in Gesprächen unsicher und irritiert, wenn ich nicht angeschaut werde. Wenn ich aber weiß, dass ich gerade mit einem Menschen mit Autismus-Spektrum-Störung spreche, bin ich nicht so leicht davon irritiert, wenn kein Blickkontakt zustande kommt. Jedoch kann ich auch einfach davon ausgehen, dass mein Gegenüber sich mit dem fehlenden Blickkontakt ein Bedürfnis (vielleicht nach Schutz, Sicherheit) erfüllt und dadurch noch tieferes Verständnis für den Menschen haben.

Diagnosen und Bewertungen bringen erfahrungsgemäß immer die Gefahr mit sich, dass wir den Menschen auf diese Diagnose oder Bewertung reduzieren. Daher ist es gut, zu prüfen: Bringt uns die Diagnose weiter oder sollten wir lieber den Fokus auf den Menschen und seine Bedürfnisse legen? Zu dem wichtigen Punkt der Bedürfnisse kommen wir im Kapitel *Bedürfnisse* (S. 48).

Beim Durchsehen von Entwicklungsberichten oder Tagesdokumentationen sind viele Bewertungen zu finden. Dabei ist gerade hier eine klare Trennung zwischen einer reinen Beobachtung und einer Bewertung, Interpretation oder Analyse besonders von Bedeutung.

Stellen wir uns folgenden Eintrag in der Tagesdokumentation vor: „Marie war den Vormittag über sehr provozierend. Schlug später Mitbewohnerin ins Gesicht."

Da tauchen folgende Fragen auf: Was bedeutet provozierend? Was hat sie konkret gemacht? Was bedeutet Vormittag? Von 9–12 Uhr oder von 10–11 Uhr? Wie hat die entsprechende Mitarbeiterin auf das Verhalten von Marie reagiert?

Vieles bleibt offen und das Wort „provozierend" bedeutet für jede Mitarbeiterin etwas anderes. Um die Situation nachvollziehen und reflektieren zu können, bräuchte es hier eine klare Beobachtung des Verhaltens sowie der eigenen Reaktion. Kolleginnen, die die Dokumentation später lesen, bekommen ein klareres Bild, wenn geschrieben steht: „Marie hat zehn Mal angefangen, zu lautieren. Trotz mehrmaligen Ermahnens, ruhig zu sein, fing sie erneut an, in hoher Tonlage zu lautieren. Als ihre Mitbewohnerin kurz vor dem Mittagessen an ihr vorbeilief, schlug sie ihr ins Gesicht. Daraufhin sagte die Mitarbeiterin ihr, dass sie das nicht darf, und forderte sie auf, in ihr Zimmer zu gehen." Durch eine solche Form der Dokumentation können Mitarbeiterinnen die aufgetretene Situation besser nachvollziehen und evaluieren.

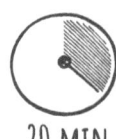

20 MIN

Auch die Aussage „Stefan kann sich 20 Minuten gut konzentrieren" ist eine Bewertung und lässt offen, was das genau heißt. Als Beobachtung formuliert könnte das so klingen: „Beim Kochen für das Abendessen hat Stefan zwei Mal jeweils 20 Minuten lang Karotten geschält. Dabei hat er die ganze Zeit die Karotten angeschaut und nicht gesprochen. Auch als andere Klientinnen in die Küche gekommen sind, hat er weitergeschält."

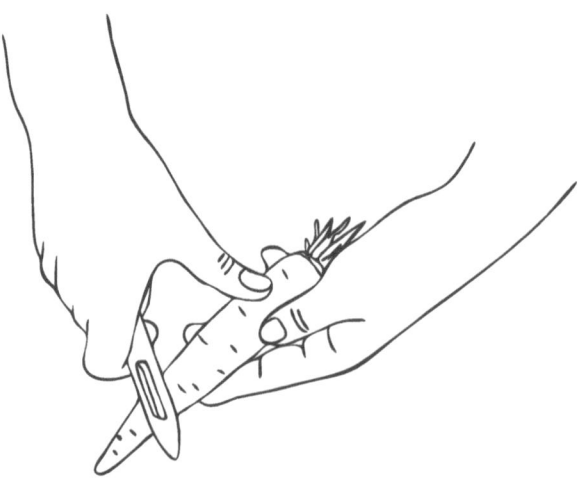

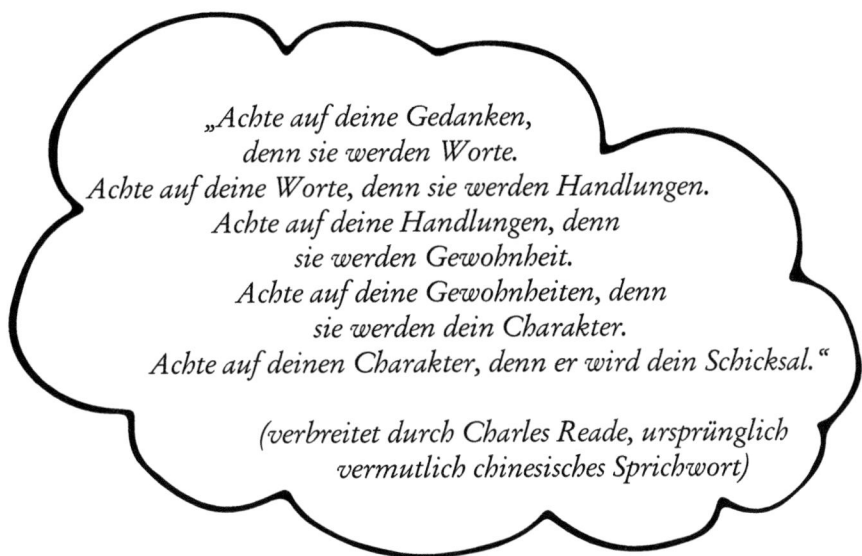

„Achte auf deine Gedanken,
denn sie werden Worte.
Achte auf deine Worte, denn sie werden Handlungen.
Achte auf deine Handlungen, denn
sie werden Gewohnheit.
Achte auf deine Gewohnheiten, denn
sie werden dein Charakter.
Achte auf deinen Charakter, denn er wird dein Schicksal.“

(verbreitet durch Charles Reade, ursprünglich
vermutlich chinesisches Sprichwort)

Gedanken und Worte prägen meine Haltung

Das Sprichwort veranschaulicht, dass unsere Gedanken nicht nur Gedanken sind, sondern einen Einfluss auf unsere Handlungen haben und unsere Haltung prägen. Dies wird am Beispiel von Marie deutlich.

Wenn ich sage: „Marie beginnt vormittags zehn Mal in hoher Tonlage zu lautieren“, habe ich einen anderen Blick auf Marie, als wenn ich es folgendermaßen formuliere: „Marie provoziert den ganzen Vormittag.“ Wenn ich denke, Marie provoziert, verlasse ich in diesem Moment meine professionelle, neutrale Haltung. Es schwingt der Gedanke mit: Ich wurde provoziert und es kann schnell ein Gefühl von Wut und „Genervtsein“ aufkommen. Letztlich ist es eine Unterstellung bzw. Interpretation, wenn ich denke und sage: Sie provoziert. Möglicherweise geht es Marie nicht um Provokation, sondern das Lautieren ist ihre Strategie für Stressabbau oder bringt den Wunsch zum Ausdruck, in ihren Bedürfnissen gehört zu werden. Dazu kommen wir im Kapitel *Bedürfnisse* (S. 48).

Dieses Beispiel zeigt, wieso die Trennung zwischen Beobachtung und Bewertung wesentlich ist, da Gedanken und Worte immer die eigene Haltung mitprägen. Wie ich etwas sehe und welche Haltung ich zu einem Thema habe, liegt an meiner Bewertung der Situation. Ein anderer Mensch kommt vielleicht zu einer anderen Bewertung und hat dadurch eine andere Sichtweise auf die Situation.

Moralische und lebensdienliche Bewertungen

Manche Bewertungen sind auf die Meinung gestützt, dass etwas richtig oder falsch, gut oder schlecht, brav oder frech ist. Diese werden in der GFK häufig moralische oder moralistische Bewertungen genannt.

In Gegensatz dazu gibt es Bewertungen, die „dem Leben dienen" oder auf „Basis von Bedürfnissen" entstehen: Man macht die Bewertung davon abhängig, ob etwas Bedürfnisse erfüllt oder nicht. (vgl. Larsson & Hoffmann, 2013: 95–97)

Jeden Tag auf der Arbeit ist es meine Aufgabe, Situationen zu bewerten. Ich schätze Gefahren ab, zum Beispiel: „Kann ich diese zwei Klientinnen allein in einem Raum lassen oder geht dann die eine auf die andere los?" Ich bewerte die Mimik und das Verhalten und mache davon meine Einschätzung abhängig, wie es jemandem geht. Ich entscheide, ob ich der Klientin zwei lange oder zwei kurze Hosen zur Auswahl anbiete – das ist abhängig von meiner Beurteilung, wie das Wetter heute ist und wird.

An den genannten Bewertungen wird deutlich: Ihnen liegt immer eine Frage zugrunde. Erfüllt diese Handlung ein Bedürfnis oder nicht? In den genannten Fällen geht es hauptsächlich um Fürsorge, da mir die Gesundheit der Klientinnen wichtig ist.

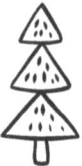

Gerade in der Dokumentation oder beispielsweise in Entwicklungsberichten ist es jedoch wichtig, dass wir uns in der Formulierung reiner Beobachtungen üben, auf moralische Bewertungen verzichten und lebensdienliche Bewertungen klar von Beobachtungen trennen.

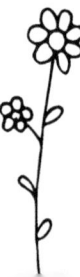

Übung

Was macht es mit Ihnen, wenn Sie folgenden Satz denken:

„Marie provoziert den ganzen Vormittag."

Machen Sie sich einige Notizen: Welche Gefühle
kommen hoch? Sind Sie entspannt? Oder genervt?
Vielleicht spüren Sie auch Wut oder Stress?

Dann probieren Sie den nächsten Satz aus und schreiben
wieder auf, welche Gefühle und Gedanken aufkommen:

„Marie beginnt vormittags zehn Mal in
hoher Tonlage zu lautieren."

Ist es die gleiche Intensität an Gefühlen?
Tauchen andere Gefühle auf?

Übung

Achten Sie beim nächsten Mal, wenn Sie Ihre Tagesdokumentation schreiben, darauf, dass Sie nur klare Beobachtungen formulieren.

Versuchen Sie auf Bewertungen jeglicher Art zu verzichten und schreiben Sie nur das, was Sie sehen, hören, riechen oder fühlen konnten.

2. Gefühle

Wenn wir etwas beobachten, löst das etwas in uns aus: Vielleicht freuen wir uns, sind traurig, wütend oder andere Gefühle tauchen auf. Damit kommen wir zum zweiten Element der Gewaltfreien Kommunikation.

Man unterscheidet hier zwischen Gefühl und Gedanke, was in der gewohnten Alltagsprache häufig vermischt wird. Um den Unterschied zu verstehen, ist es gut, sich beide Begriffe noch einmal zu verdeutlichen. Zunächst zu dem Begriff Gefühl bzw. Emotion:

Der Erziehungswissenschaftler Adalbert Metzinger definiert Gefühl als einen psychischen Zustand, „der ohne Beteiligung des Bewusstseins als Reaktion auf einen äußeren oder inneren Vorgang auftritt und in irgendeiner Form als angenehm oder unangenehm erfahren wird" (Metzinger, 2009: 80). Dieser Zustand äußert sich in körperlichen Vorgängen und umfasst seelische Befindlichkeiten. (vgl. Hobmaier, 2013: 170)

Es gibt verschiedene Definitionen und Abgrenzungen zwischen Gefühlen und Emotionen. Im Alltag und auch bei verschiedenen Autoren werden die beiden Begriffe häufig synonym verwendet. So werde auch ich es machen. Klar ist, dass wir bereits einige Basisemotionen (z.B. Freude, Angst, Trauer, Ekel) haben, wenn wir auf die Welt kommen und diese durch weitere Gefühle und Emotionen ergänzt werden, die im Laufe des Älterwerdens entstehen (z.B. Stolz).

An dieser Stelle möchte ich gerne Vivian Dittmars Definition von Gefühlen nennen. Vivian Dittmar beschreibt sie in ihrem Buch „Gefühle & Emotionen. Eine Gebrauchsanweisung" (2020). Für sie entsteht ein Gefühl durch eine Bewertung einer Situation. Wenn man zum Beispiel etwas „schade" findet, entsteht Trauer. Findet man etwas „falsch", entsteht „Wut". Findet man etwas „richtig", löst dies Freude in einem aus. Sie macht in ihrem Buch darauf aufmerksam, wie wichtig die fünf beschriebenen Gefühle (Wut, Trauer, Angst, Freude und Scham) sind und welche Kräfte sie haben und freisetzen.

Weiter wird an dieser Stelle nicht auf die Gefühls-Thematik eingegangen. Wer mehr darüber erfahren möchte, dem sei dieses Buch wärmstens empfohlen.

„Gefühl" im Unterschied zum „Gedanken"

Wenn man Menschen fragt, wie es ihnen geht, kann es sein, dass sie mit Sätzen antworten wie „Ich fühle mich ausgenutzt" oder „Ich fühle mich nicht ernstgenommen". Die sprechende Person ist sich sicher, dass sie gerade ihr Gefühl ausdrückt.

Im Alltag formulieren wir häufig Gedanken statt Gefühle. Das passiert zum Beispiel, wenn wir mit dem Satz beginnen: „Ich habe das Gefühl, dass ..."

Hierauf folgt häufig ein Gedanke, zum Beispiel: „Ich habe das Gefühl, dass du schon lange nicht mehr aufgeräumt hast." Oder: „Ich habe das Gefühl, es ist sinnlos."

Hier könnte auch einfach eine Beobachtung formuliert werden: „In den letzten drei Wochen habe ich dich nicht das Zimmer aufräumen sehen." Man kann auch schauen, welches Gefühl wirklich dahintersteckt, im zweiten Satz eventuell Unsicherheit oder Ratlosigkeit.

Manchmal gibt es, wie oben aufgeführt, Gedanken, Interpretationen und Bewertungen, die als Gefühle verstanden und als solche ausgedrückt werden. Hier sagen wir nichts darüber aus, wie es uns geht, sondern was wir denken, was andere mit uns machen. Dazu gehören Formulierungen wie: „Ich fühle mich übergangen" oder „Ich fühle mich ausgenutzt".

Diese vermeintlichen Gefühle bringen immer eine Abhängigkeit von einem Gegenüber mit. Man braucht eine Person, die einen „ausnutzt" oder „übergeht".

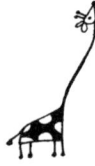 *Hier wird deutlich, dass es sich um etwas anderes als ein echtes Gefühl handelt. Es ist eine Idee, eine Meinung, die im Kopf entstanden ist, also ein Gedanke. In der GFK wird häufig von „Pseudogefühl" oder „Opfergefühl" gesprochen.*

Gefühle sind unabhängig von einem anderen Menschen. Sie können auch da sein, wenn man allein ist – sie sind als körperliche Vorgänge spürbar. Welches Gefühl steckt hinter der Aussage „Ich fühle mich ausgenutzt"? Es können verschiedene Gefühle sein, zum Beispiel Wut, Trauer, Frust, Entsetzen oder Müdigkeit. Auch hinter der Aussage „Ich fühle mich nicht ernstgenommen" können unterschiedliche Gefühle stecken: Frust, Einsamkeit, Unsicherheit, Wut, Verzweiflung oder Ähnliches.

Wenn Sie Gedanken als Gefühle formulieren, werden diese vom Gegenüber häufig als Kritik oder Angriff aufgefasst. Dies liegt daran, dass hinter diesen Gedanken nicht nur eine Abhängigkeit von der anderen Person steckt, sondern dass die andere Person für das eigene Gefühl verantwortlich gemacht wird: „Ich fühle mich von dir ausgenutzt".

Um zu vermeiden, dass das Gegenüber mit einer Verteidigungshaltung („Ich nutze dich aber überhaupt nicht aus") reagieren kann, ist es – wie von Metzinger beschrieben – wichtig, zu äußern, welches Gefühl wirklich in einem lebendig ist. Gefühle haben mehrere relevante Funktionen (vgl. Lückert & Lückert, 1994: 151–155 und Newen & Zinck, 2008: 44):

- *Regulationsfunktion: Wenn wir beispielsweise Nahrung brauchen, werden wir durstig oder hungrig, und wenn wir Schlaf benötigen, werden wir müde.*

- *Selektionsfunktion: Gefühle können beeinflussen, was wir wahrnehmen und auf welche Weise Reize aus dem Körper und der Umwelt wahrgenommen werden. Wenn man zum Beispiel an einem Gespräch in einer Disco interessiert ist, kann der Körper Musik und die anderen Gespräche etwas ausblenden und die Konzentration bleibt beim Gespräch.*

- *Motivationsfunktion: Gefühle steuern unser Verhalten und setzen es in Gang. Wenn man etwa Angst hat, bringt man sich in Sicherheit.*

- *Ausdrucksfunktion: Gefühle haben Mitteilungscharakter, da sie nonverbal mit Mimik, Gestik und Gebärden den anderen Menschen mitteilen, wie es uns geht. Beispielsweise kann ein Weinen auf Traurigkeit hindeuten.*

- *Wertungsfunktion: Gefühle zeigen uns, was wir mögen, schätzen oder verabscheuen. Zum Beispiel empfinden wir womöglich Ekel, wenn wir Schimmel auf einem Lebensmittel sehen.*

- *Soziale Funktion: Gefühle stabilisieren Beziehungen und regulieren den sozialen Umgang. Wenn wir beispielweise jemanden gerne haben und uns bei dem Menschen wohl fühlen, werden wir eher die Nähe suchen, als wenn wir Angst und Unwohlsein verspüren.*

Im Alltag beantworten wir die Frage: „Wie geht es dir?" meistens mit „gut" oder „nicht gut". Wir unterscheiden also nur zwischen zwei Gefühlszuständen, bzw. „gut" und „nicht gut" sind an sich Bewertungen unseres Gefühlszustandes. Dabei bringt das Leben viel mehr Gefühle mit sich. Man kann traurig, wütend, fröhlich, entspannt, glücklich, frustriert, müde, hungrig, beglückt sein, um nur einige wenige Gefühle zu nennen.

Im Alltag bezeichnen wir oftmals etwas als Gefühl, was ein Gedanke ist. Um eine Abwehrhaltung bei unserem Gegenüber zu vermeiden, hilft es, wirkliche Gefühle zu formulieren.

Gefühl

- *Das, was in unserem Körper lebendig ist.*
- *Ist unabhängig von anderen Menschen oder deren Verhalten.*

Um herauszufinden, ob es sich um ein Gefühl oder einen Gedanken handelt, kann man vor das Wort den Satzbeginn „Ich bin ..." stellen. Auf „Ich bin ..." folgt prinzipiell immer ein Gefühl. Beispiele:

„Ich bin traurig."
„Ich bin glücklich."

Pseudogefühl/Gedanke

- *Das, was in unserem Kopf entsteht. Es gibt dabei „Täter" und „Opfer":*

„Ich fühle mich verstanden."
„Ich fühle mich eingeengt."

- *Oder es dreht sich um einen Eindruck/Gedanken:*

„Ich habe das Gefühl, dass das nicht funktioniert."

Gefühle im Umgang mit Menschen mit Intelligenzminderung

Als begleitender und assistierender Mensch sind zwei Aspekte hilfreich: Erstens das Kennen der eigenen Gefühle und zweitens das Erkennen und Wahrnehmen der Gefühle der Klientinnen.

Wir können noch so professionell arbeiten, unser Leben und Alltag sind geprägt von unseren Gefühlen. Wenn wir unangenehme Gefühle haben wie zum Beispiel Müdigkeit, Traurigkeit oder Ungeduld, arbeiten wir anders, als wenn wir gerade sehr glücklich, zufrieden oder entspannt sind. Haben wir Streit mit Kolleginnen, privaten Ärger oder fühlen uns müde oder krank, sind wir trotz Professionalität schneller gereizt, als wenn uns wenig oder nichts aus der Ruhe bringen kann.

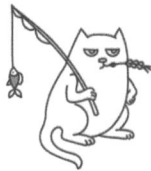 *Wir können das vermutlich nicht ändern und es sollte auch nicht unser Ziel sein, Gefühle zu unterdrücken. Das Wichtige ist, dass wir uns unserer Gefühle bewusst sind und sie verorten können. Es gibt einfach solche und solche Tage. Dies wird sich nicht vermeiden lassen.*

Aber es ist gut, dass ich mir dessen bewusst bin, da ich so meinen Klientinnen anders gegenübertreten kann. Ich weiß, es sind meine Gefühle und sie haben nichts mit den Klientinnen zu tun, für die ich gerade zuständig bin. Ich unterdrücke meine Gefühle also nicht oder lasse sie im schlimmsten Fall an den Klientinnen aus, sondern ich bin mir ihrer bewusst, nehme sie an und kann sie bei mir selbst und meinen eigenen Bedürfnissen verorten.

Es kann hilfreich sein, sich direkt zu Arbeitsbeginn kurz zu fragen: Wie geht es mir heute? Was ist gerade in mir lebendig? Vor allem wenn man unangenehme Gefühle wahrnimmt, kann es helfen, sich diese kurz bewusst zu machen und sie anzunehmen.

Wenn wir mit uns und unseren Gefühlen (sowie mit unseren Bedürfnissen, dazu später mehr) in Kontakt sind, kann es uns helfen, leichter im Hier und Jetzt präsent zu sein.

Es tut uns gut, wenn wir uns darüber im Klaren sind, wie es uns gerade geht und welche Gefühle in uns lebendig sind. Bei der Arbeit mit Menschen mit geistiger Behinderung kommt jedoch noch ein anderer Aspekt hinzu: Meine Klientinnen nehmen meine innere Gefühlslage meist viel stärker wahr als Menschen ohne geistige Behinderung. Vor allem, wenn Menschen sich in einer frühen emotionalen Entwicklungsphase befinden, können sie diese Stimmungen, also in dem Fall meine Gefühle, nicht von ihrem eigenen Befinden trennen.

Ich beobachte das bei vielen meiner Klientinnen: Je gestresster und unruhiger ich bin, desto unruhiger sind meine Klientinnen. Geht es mir hingegen gut und bin ich gelassen, entspannen sich auch die Klientinnen.

Dies trifft zwar nicht auf jede Klientin und jede Situation zu, ist jedoch eine Beobachtung, die ich in der Arbeit häufig mache. Auch wenn ich manchmal beruflich nur so tue, als ob es mir gut ginge und ich im Inneren eigentlich gestresst bin, merke ich das an der Stimmung meiner Klientinnen.

Allerdings bedeutet dies nicht, dass wir Heilerziehungspflegerinnen bei der Arbeit nur noch entspannt und zufrieden sein sollten. Dazu ist kein Mensch in der Lage und es sollte nicht unser Ziel sein. Unsere Klientinnen dürfen durchaus mitbekommen, dass es uns nicht immer gut geht, da dies zu jedem Leben dazugehört. Man kann es auch laut aussprechen: „Heute bin ich gestresst und habe viel im Kopf. Und du, Stefan, spürst du das und bist jetzt auch angespannt?"

Wenn ich weiß, dass mein Klient sein Wohlbefinden nicht oder nur schwer von meiner Stimmung trennen kann und ich mir meiner Gefühle bewusst bin, zum Beispiel dass ich gerade müde und gestresst bin, kann ich geduldiger und verständnisvoller mit ihm sein, wenn auch er angespannt ist.

 Außerdem werden unsere Klientinnen davon profitieren, wenn sie an uns erleben, dass wir mit unseren Gefühlen im Kontakt sind und gut für uns selbst sorgen.

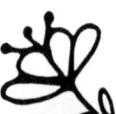

Übung

Gehen Sie das nächste Mal fünf Minuten früher zur Arbeit und nehmen sich Zeit, in sich hineinzuspüren.

Stellen Sie sich dabei folgende Fragen:

- *Wie geht es mir gerade? Bin ich entspannt oder angespannt? Müde oder wach?*

- *Welche Gefühle sind außer den vorgeschlagenen Gefühlen in mir lebendig?*

- *In welchem Körperteil spüre ich das Gefühl, was gerade präsent ist, am deutlichsten?*

Überlegen Sie, was Ihnen (nicht nur auf der Arbeit) guttut, wenn Sie gestresst und angespannt sind. Sammeln Sie schriftlich, welche Dinge Ihnen guttun, um sich zu entspannen.

Bleiben Sie während Ihrer Arbeit aufmerksam und legen Sie eine Pause ein, wenn Sie merken, dass Ihre Anspannung und Ihr Stresspegel steigen. Nehmen Sie sich kurz Zeit zu spüren, wo Sie dies fühlen. Kribbelt es irgendwo? Sind Sie nervös?

Denken Sie an die vorherige Übung, können Sie von Ihren aufgeschriebenen Dingen etwas nutzen?

Ein weiterer interessanter Aspekt ist die Auseinandersetzung mit Gefühlen als körperorientierte Arbeit. Es geht bei der Beschäftigung mit Gefühlen darum, den Fokus darauf zu legen, was im eigenen Körper lebendig und fühlbar ist. Gerade für Menschen mit kognitiven Schwierigkeiten kann es hilfreich sein, sich mit dem zu beschäftigen, was sie fühlen und spüren können. Dies ist für viele einfacher und spürbarer, als wenn man kognitive Themen bespricht.

Wenn wir wissen, wie sich Gefühle anfühlen können, an welchen Stellen des Körpers diese spürbar sind, können das auch Menschen mit kognitiver Behinderung. Man kann spielerisch mit dieser Tatsache umgehen und Gefühle anschauen. Wenn jemand zum Beispiel wütend ist, kann man ihn fragen, wo es gerade wehtut oder wo es sich unangenehm anfühlt. Oder auch in Momenten der Freude kann man die Klientin dabei unterstützen, das Gefühl im Körper wahrzunehmen.

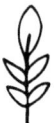 *Menschen mit Schwerstmehrfachbehinderung können besonders von der Körperorientierung profitieren, da der Ausdruck von Gefühlen – gerade bei nicht-sprechenden Menschen – einen wesentlichen Teil der Kommunikation einnimmt.*

Wenn ich bisher Menschen mit schwerstmehrfacher Behinderung begleitet habe, ging es häufig darum, herauszufinden, welche Mimik und welche Körperhaltungen Anzeichen für Entspannung oder Anspannung sind.

Woran ist erkennbar, ob es dem Menschen gut geht oder nicht? Hier braucht es eine genaue Beobachtung (siehe Kapitel *Beobachtung und Bewertungen im Umgang mit Menschen mit geistiger Behinderung*, S. 33).

Es gibt Menschen, die sich hauptsächlich in zwei Formen äußern: Schreien oder Weinen bei Unwohlsein, Lachen oder unverkrampfter Gesichtsausdruck bei Entspannung und Zufriedenheit.

 Ob hinter dem Unwohlsein Schmerzen, Wut, Trauer oder Frust stecken, bleibt meiner Einschätzung überlassen, da mir dies nicht verbal mitgeteilt werden kann.

Dafür brauche ich als Heilerziehungspflegerin einen weiten Überblick über den gesamten Kontext, z.B. was den Tag über passiert ist (oder die Tage zuvor). Außerdem sind ein guter Kontakt sowie ein großes Hintergrundwissen über die jeweilige Klientin, ihre Themen und ihre Persönlichkeit notwendig.

Je länger man mit Menschen arbeitet, desto besser kennt man sie. Können wir, da wir herausfinden konnten, was den Menschen beschäftigt, dieses für ihn verbalisieren und ihm seine Gefühle spiegeln, treten wir in einen wertvollen Kontakt mit ihm. So formuliere ich bei meiner Klientin, wenn ich merke, dass sie angespannt ist, genau dieses:

 *„Du bist gerade ganz schön angespannt, oder? Ist es aufregend für dich, dass da ein neuer Mitarbeiter ist, den du noch nicht kennst? Da bist du richtig nervös, oder?"*

Das ermöglicht vielleicht langfristig, dass der Mensch sein Repertoire an Gefühlsausdrücken erweitern kann. Wenn dies nicht möglich ist, schafft es zumindest Vertrauen, dass wir als begleitende Menschen ihn verstehen und für ihn da sind. Im Alltag kann das sehr gut eingebaut werden.

Mir fällt zum Beispiel ein Klient ein, der immer wieder Gegenstände kaputt gemacht hat. Nennen wir ihn Stefan. Ich habe oft das Gespräch mit Stefan gesucht, da ich den Eindruck hatte, dass sein momentanes Wohlbefinden einen großen Einfluss auf sein Verhalten hat. Ich fragte nach, ob er traurig sei oder Sehnsucht nach seinen Eltern habe, ob ihm langweilig sei oder er sich ärgere, wenn etwas nicht so funktioniere, wie er das wolle. Ich habe ihn auch gefragt, wo er traurig ist, ob er es im Bauch spürt oder im Hals. Jeden Abend wurde mit ihm gesprochen, wie sein Tag gewesen sei, ob es ihm gut gehe und er zufrieden sei oder nicht.

Stefans Wortschatz hat sich in diesem Bereich entwickelt und sein Vertrauen zu den Mitarbeiterinnen ist stetig gewachsen. So ist aus einem anfänglichen Nachsprechen des letzten Wortes oder auch gar keiner Reaktion eine klare Formulierung z.B. „langweilig" oder „Stefan traurig" geworden oder auch ein eindeutiges Nein, wenn man mit seiner Vermutung daneben lag.

3. Bedürfnisse

Der für dieses Buch – und für mich auch insgesamt in der Gewaltfreien Kommunikation – wesentlichste Punkt ist die Komponente Bedürfnisse. Was sind Bedürfnisse? Ein Bedürfnis ist etwas, das uns antreibt, etwas, das wir brauchen, um zu überleben, zu leben und glücklich zu sein.

Am bekanntesten ist die Bedürfnispyramide nach dem in den USA geborenen Psychologen Abraham Maslow (1908–1970). Maslow versuchte, die menschlichen Bedürfnisse in der Reihenfolge ihres Auftretens in der menschlichen Entwicklung und nach ihren Prioritäten zu ordnen (vgl. Metzinger, 2009: 71 und Hobmaier, 2013: 285).

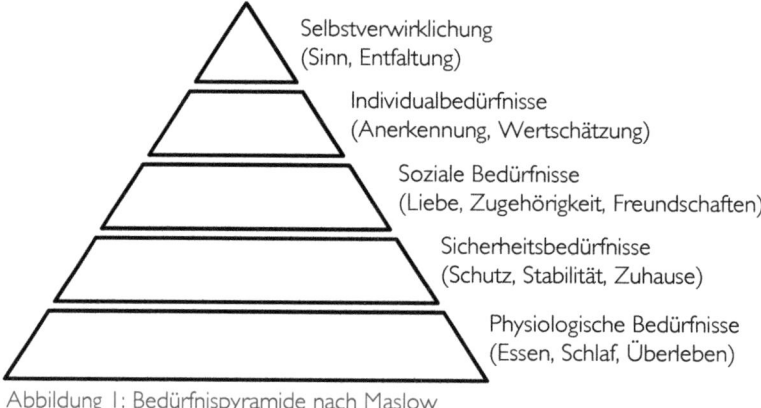

Abbildung 1: Bedürfnispyramide nach Maslow

Als angeborene Bedürfnisse stehen die physiologischen Bedürfnisse wie Essen, Trinken und Schlaf an der Basis der Pyramide. Diese Bedürfnisse prägen laut der sozio-emotionalen Entwicklungstheorie von Mahler (mehr dazu im Kapitel *Die sozio-emotionale Entwicklung*, S. 64) die erste Entwicklungsphase.

Später entwickeln sich dann Bedürfnisse nach Sicherheit, darauffolgend Bedürfnisse nach Zuwendung und vertrauensvollen Beziehungen sowie als Spitze der Pyramide das Bedürfnis nach Selbstverwirklichung.

Alle Menschen auf der Welt haben die gleichen Bedürfnisse. Das ist der Grundgedanke der Maslowschen Pyramide wie auch in der Gewaltfreien Kommunikation. Bedürfnisse sind damit abstrakte und universelle Begriffe wie Sicherheit, Schlaf, Anerkennung und viele andere mehr.

Bedürfnisse und Strategien

Bedürfnisse unterscheiden sich von dem Begriff Strategie. Eine Strategie ist das konkrete Verhalten, welches Menschen zeigen, um sich ihre Bedürfnisse zu erfüllen. Eine mögliche Strategie, sich Bedürfnisse wie Gemeinschaft, Bewegung und Freude zu erfüllen, ist zum Beispiel ein wöchentliches Fußballtraining. Weitere Möglichkeiten, um sich diese Bedürfnisse zu erfüllen, sind beispielsweise tanzen, mit einer Gruppe wandern oder Musik machen. Auf dieser Ebene streiten wir Menschen häufig, da wir unterschiedliche Strategien anwenden, obwohl wir womöglich im Grundsatz das gleiche Bedürfnis haben. Während die einen schlafen und meditieren, um sich zu entspannen, machen andere einen Spaziergang oder hören laut Musik.

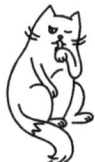 *Sprechen wir nur über die Strategien, können wir uns vermutlich nicht einigen. Wenn wir den Fokus stattdessen auf die gemeinsamen Bedürfnisse legen, kann es sein, dass wir in scheinbar unlösbaren Konflikten Lösungen finden.*

Ob ein Bedürfnis erfüllt ist oder nicht, erkennen wir an unseren Gefühlen: Wenn Sie ein angenehmes Gefühl verspüren, ist dies ein Hinweis darauf, dass ein oder mehrere Bedürfnisse gerade erfüllt sind. Freuen wir uns, wenn uns jemand besucht, ist das ein Signal dafür, dass unsere Bedürfnisse erfüllt sind. In diesem Fall vermutlich Gemeinschaft, Austausch, Nähe, Verbindung. Ist ein Bedürfnis dagegen nicht erfüllt, führt das zu einem unangenehmen Gefühl. Spüren wir beispielsweise Müdigkeit, ist unser Bedürfnis nach Schlaf und Erholung unerfüllt.

Aber ist alles, was ein Mensch macht, der Versuch, sich ein Bedürfnis zu erfüllen? Die Gewaltfreie Kommunikation sagt: Ja! Wenn wir davon ausgehen, dass jedem Verhalten ein Bedürfnis zugrunde liegt, trifft das auch auf destruktive Verhaltensweisen zu. Für Marshall B. Rosenberg ist jede Form von Gewalt „ein tragischer Ausdruck unerfüllter Bedürfnisse" (Rosenberg, o.J.).

Wenn zum Beispiel eine Klientin eine andere schlägt, versucht sie, sich ein Bedürfnis zu erfüllen. Es ist ein „tragischer" Ausdruck, da die Form der Bedürfniserfüllung auf Kosten der Bedürfnisse einer anderen Klientin geht. Oder auch der typische „Klassenkasper", der ebenfalls versucht, sich mit seinen Verhaltensweisen Bedürfnisse wie Anerkennung, Liebe oder Ähnliches zu erfüllen, was die anderen Beteiligten (Lehrpersonen sowie Klassenkameraden) als lästig erleben.

Ein weiterer Gedanke der Gewaltfreien Kommunikation ist, dass Menschen dann Gewalt anwenden, wenn sie keine bessere Möglichkeit sehen, für ihre Bedürfnisse zu sorgen. Das heißt, wenn eine Art Hilflosigkeit besteht. Dies reicht von Klientinnen, die etwas kaputt machen, wenn ihr Bedürfnis nach Selbstbestimmung und Autonomie unerfüllt ist, bis hin zu gewaltsamen Protesten, wenn Demonstrierende den Eindruck haben, mit friedlichen Protesten ihr Bedürfnis nach Freiheit nicht erfüllt zu bekommen.

Bedürfnisse im Umgang mit Menschen mit Intelligenzminderung

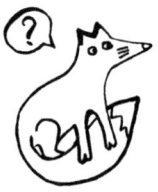

Menschen mit Intelligenzminderung können (Auto-) Aggressionen zeigen. Aufgrund von kognitiven Einschränkungen liegt die Vermutung nahe, dass ihre Bedürfnisse unerfüllt sind und ihnen in diesen Momenten andere Bewältigungsstrategien fehlen. Hier wird deutlich, wie wichtig es ist, Menschen darin zu stärken, sich mit ihren Bedürfnissen auseinanderzusetzen und auch Ideen für die Erfüllung ihrer Bedürfnisse zu finden.

Die Bedeutung der verschiedenen Bedürfnisse verändert sich im Laufe des Lebens. Bedürfnisse nach Autonomie und Selbstbestimmung beginnen erst ab dem Lebensalter von etwa zehn Monaten. Bis dahin sind Bedürfnisse wie Nähe, Wärme oder Bindung zu den Bezugspersonen von großer Bedeutung. Menschen mit kognitiver Behinderung haben die gleichen Bedürfnisse wie Menschen ohne Behinderung, die Bedeutung und Gewichtung der Bedürfnisse kann sich aber unterscheiden. In Wohngruppen und im Alltag wird das häufig übersehen. Es ist eine große Herausforderung, Menschen entsprechend ihrem Lebensalter, ihrer kognitiven Fähigkeiten sowie gleichzeitig ihrer sozio-emotionalen Entwicklung und den damit einhergehenden Bedürfnissen zu begegnen. Es ist eine Gratwanderung, die wir regelmäßig reflektieren, überprüfen und anpassen sollten.

Hier soll aber nicht weiter auf die Bedürfnisse eingegangen werden. Die Chancen, die sich an diesem Punkt auftun, können besser erklärt und beschrieben werden, wenn das Konzept der sozio-emotionalen Entwicklung bekannt ist. Daher folgt auf das Kapitel der Entwicklungsphasen (Kapitel *Bedürfnisse bei Menschen mit Intelligenzminderung*, S. 61) ein ausführliches Kapitel zu den Chancen einer bedürfnisorientierten Sprache bei Menschen mit Intelligenzminderung (Kapitel *Die Chancen einer bedürfnisorientierten Sprache*, S. 77).

Wir erfüllen uns unsere Bedürfnisse durch verschiedene Strategien. Auf Strategieebene streiten wir uns häufig. Bedürfnisse verbinden uns Menschen, da wir alle die gleichen Bedürfnisse haben.

Bedürfnis

- allgemein und abstrakt
- unabhängig von Ort und Person

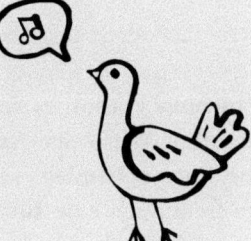

Strategie

- konkretes, beobachtbares Verhalten

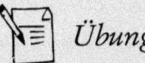 *Übung*

Versuchen Sie an Ihrem nächsten Arbeitstag (oder auch an Ihrem freien Tag), immer wieder Pausen einzulegen und überlegen Sie, welche Ihrer Bedürfnisse gerade erfüllt sind und welche nicht.

Sagen Sie Danke für erfüllte Bedürfnisse.

Überlegen Sie sich Strategien, wie Sie Bedürfnisse, die gerade im Mangel sind, erfüllen können.

4. Bitten

Gehen wir die drei Elemente Beobachtung, Gefühl und Bedürfnis noch einmal durch: Angenommen, ich beobachte etwas, das bei mir ein Gefühl auslöst. Der Ursprung meines Gefühls ist ein Bedürfnis, das beispielsweise unerfüllt ist. Der nächste Schritt wäre dann herauszufinden, was ich mir konkret wünsche, damit sich mein Bedürfnis erfüllt.

Was kann also ich oder jemand anderes tun, damit mein Bedürfnis erfüllt wäre, bzw. was kann man tun, „um das Leben noch schöner zu machen?" (Rosenberg, 2006: 33).

Ich kann Bitten an andere stellen oder auch an mich selbst. Dabei geht es immer darum, zu schauen, welche Strategie mein Bedürfnis erfüllt. Es gibt mehrere Punkte, die es beim Stellen einer Bitte zu beachten gibt.

Unterscheidung zwischen Bitte und Forderung

Manchmal kommt es vor, dass einem eine Bitte nicht erfüllt wird und man daraufhin Wut oder Ärger empfindet. In dem Fall hat es sich nicht um eine Bitte gehandelt, sondern um eine Forderung. Es geht nicht darum, wie freundlich eine Bitte gestellt wird oder ob das Wort „bitte" enthalten ist, sondern wie wir die Menschen behandeln, wenn sie unsere Bitte nicht erfüllen (vgl. Rosenberg, 2006: 36).

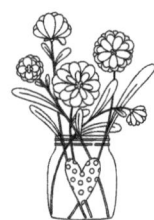
Wir können dies an einer einfachen Beobachtung festmachen: Werde ich wütend oder bestrafe ich mein Gegenüber in irgendeiner Form, wenn der oder die andere „Nein" zu meiner Bitte sagt oder sie nicht erfüllt? Wenn das der Fall ist, habe ich keine Bitte ausgesprochen, sondern eine Forderung gestellt.

Die Gefahr ist, dass Menschen Bitten erfüllen, weil sie sie als Forderung gehört und Angst vor den Konsequenzen haben oder wegen eines Schuldgefühls oder aus Pflichtbewusstsein handeln. Oder aber die Forderung löst eine Abwehrreaktion aus und die Bitte wird nicht erfüllt, weil der oder die Angesprochene eine Forderung statt einer Bitte hört.

Machen wir das an einem Beispiel deutlich: „Ahmed, du sprichst jetzt schon das ganze Abendessen und die anderen kommen nicht zu Wort. Kannst du bitte auch die anderen etwas erzählen lassen?"

Wie Ahmed darauf reagiert und ob er diese Bitte annehmen kann, hängt auch davon ab, welche Erfahrungen er bisher mit Bitten gemacht hat und aus welcher Haltung heraus wir ihn darum bitten.

Kinder in der Befestigungsphase und Ödipalen Phase haben oft Ängste vor Liebesentzug und Strafe. Ein Mensch mit Lernschwierigkeiten, der diesem emotionalen Entwicklungsstand entspricht, tut vieles, worum wir ihn bitten oder von ihm fordern, aus Angst vor Strafe – oder um belohnt zu werden. Der Wunsch nach Belohnung und Lob sowie die Angst, nicht mehr geliebt zu werden, haben großen Einfluss auf das Verhalten.

Lernen wir als Heilerziehungspflegerinnen den Unterschied zwischen Bitten und Forderungen, die Unterscheidung zwischen „Macht mit" und „Macht über" Menschen (siehe Kapitel *„Macht mit" und „Macht über"*, S. 125) und auch den Aspekt der beschützenden wie auch bestrafenden Macht (siehe Kapitel *Beschützende und bestrafende Macht*, S. 117), können wir vermehrt darauf schauen, warum der von uns zu begleitende Mensch bestimmte Handlungen durchführt oder auch verwehrt und nicht erledigt.

Auf dem Weg dorthin, dass uns andere Menschen vertrauen, dass wir bitten und nicht fordern, kann es helfen, wenn wir zum Beispiel „fragen: ‚Hast Du Lust, den Tisch zu decken?' statt ‚Ich hätte gerne, dass Du den Tisch deckst'."(Rosenberg, 2016: 87) Der wesentliche Punkt ist aber unsere Reaktion: Wenn Klientinnen die Erfahrung machen, dass es für uns in Ordnung ist, wenn sie „Nein" sagen, kann das ihre Angst vor der Bestrafung mildern und ggf. bewirken, dass Bitten eher erfüllt werden, da sie keine Abwehrhaltung auslösen.

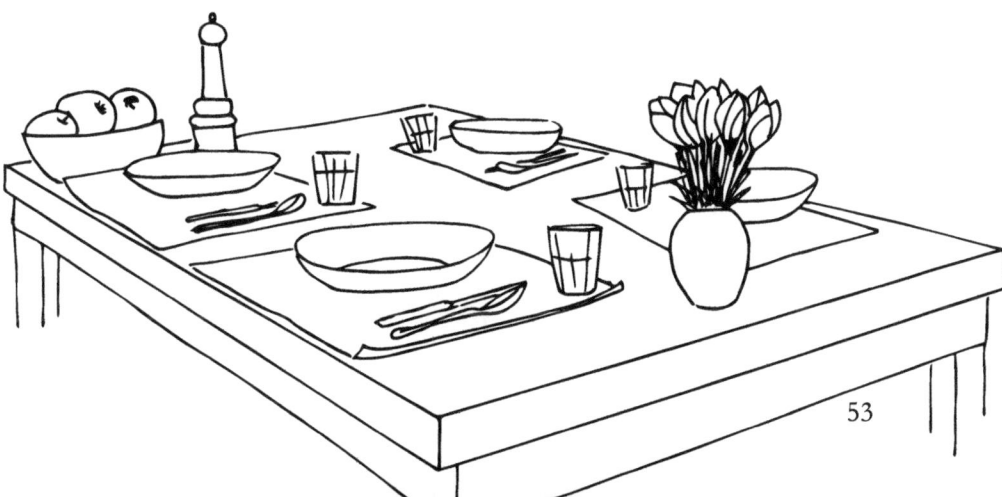

Man kann zwischen drei verschiedenen Arten von Bitten unterscheiden:

Beziehungsbitte

Bei der Beziehungsbitte geht es darum, eine Verbindung zueinander herzustellen. Häufig erfragt man hier die Gefühle und Bedürfnisse des anderen. So kann eine Beziehungsbitte lauten: „Wie geht es dir jetzt mit dem, was ich gerade gesagt habe?" Ein anderes Beispiel für eine Beziehungsbitte kann wie folgt klingen: „Bist du bereit, mir zu sagen, was genau ich mache oder sage, dass bei dir der Eindruck entsteht, ich sei ‚egoistisch'?".

Diese Fragen sind in dieser Formulierung vermutlich bei vielen Menschen mit Lernschwierigkeiten nicht hilfreich. Dagegen ist die Frage mit einem ernst gemeinten Interesse am anderen, wie es ihm geht, für alle wohltuend und schafft zudem Verbindung.

Manchmal treffen wir Entscheidungen, von denen wir wissen, dass sie in naher Zukunft zum Wohle der Klientin beitragen, die jedoch in der jetzigen Situation vielleicht nicht angenehm für sie sind. Hier übernehme ich als Begleitung die Verantwortung und entscheide mich auch bewusst dafür, dass ihr Wohlbefinden für den jetzigen Moment eingeschränkt ist, es ihr aber beispielsweise in zehn Minuten gut geht und sie weiterhin gesund ist.

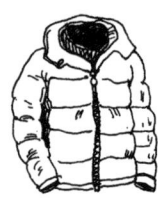 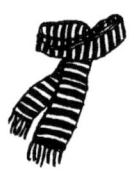 Zum Beispiel: Wenn ich der Klientin bei Minusgraden eine warme Jacke und einen Schal anziehe, obwohl sie dies in dem Moment nicht möchte. Weil sie schwer einschätzen kann, wie kalt es draußen ist, kann ich sie nicht ohne angemessene Kleidung zur Arbeit schicken.

Es ist jedoch wichtig, dass wir in keinem Moment vergessen, dass Menschen mit kognitiver Behinderung genauso Entscheidungen treffen können wie Menschen ohne Behinderung. Auf diesen Punkt gehe ich später (siehe Kapitel *Beschützende und bestrafende Macht*, S. 117 und Kapitel *„Macht mit" und „Macht über"*, S. 125) genauer ein, da es einen ganz sensiblen Umgang mit unserer Macht braucht.

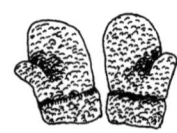

Handlungsbitte

Bei der Handlungsbitte geht es darum, konkret nach einer bestimmten Handlung zu fragen, die in der Gegenwart umgesetzt werden kann.

Häufig formulieren wir Handlungsbitten (wenn wir sie überhaupt aussprechen) so, dass sie schwer zu erfüllen sind.

Beispiele dafür sind:

Man erbittet Gefühle.

- *Jetzt entspann dich mal.*

Die Bitte ist vage und abstrakt.

- *Ich möchte, dass du mich respektierst.*

Die Bitte enthält einen Vergleich.

- *Mach es doch wie Franziska, die trägt es immer direkt in die Dokumentation ein.*

Die Bitte enthält Formulierungen, in denen man darum bittet, was eine Person nicht tun oder womit sie aufhören soll.

- *Ich will nicht, dass du andere schlägst.*

Im Sinne der Gewaltfreien Kommunikation werden Bitten so formuliert, dass es leichter ist, zu verstehen, was der Bittende meint und sie damit leichter zu erfüllen sind. Dies bedeutet, dass die Bitten realistische Handlungen und Verhalten konkret benennen, positiv formuliert sind und dem Angesprochenen die Entscheidungsfreiheit lassen. Zum Beispiel: „Bitte kannst du jetzt diese Teller auf den Tisch stellen?"

Konkret statt vage

Auch Menschen ohne Behinderung können vage und unkonkrete Bitten nur schwer umsetzen, da sie nicht genau wissen, was gemeint ist.

Bei der Arbeit mit geistig behinderten Menschen verstärkt sich diese Unklarheit. Dort helfen oft kurze und knappe Bitten, damit die Klientinnen wissen, um was sie gebeten werden. Für viele sind schon zwei oder drei Aufgaben in einer Bitte nur schwer umzusetzen: „Hol bitte den Eimer und bringe ihn zum Hasenstall!"

Hier sind drei Teilschritte vorhanden:
1. Zu den Eimern laufen.
2. Einen Eimer nehmen.
3. Den Eimer zum Hasenstall tragen.

Da braucht es vielleicht anfangs oder auch immer diese Unterteilungen: „Laufe bitte zu den Eimern!" oder „Komm bitte mit!" Wenn ich eine vage Bitte an jemanden richte, wie z.B. „Füttere die Hasen!", tauchen direkt Fragen auf: „Womit soll ich sie füttern? Wo sind die Hasen überhaupt? Wo kommt das Futter hin?" Dabei kann es hilfreich sein, sich dies bewusst zu machen, und Bitten so konkret wie möglich zu formulieren.

Positive Formulierung

Immer wieder kann man erleben, dass sich Menschen mit Behinderung mit Negierungen schwertun. Wenn man zum Beispiel sagt: „Du hast heute keinen Arzttermin" hört die Klientin: „Du hast heute einen Arzttermin". Oder nach der negierten Form „Heute wirfst du keinen Teller!" fliegt dann doch das Geschirr.

Wenn ich in einer Bitte negiere, ist nicht klar, was ich genau wünsche: „Ich möchte nicht, dass du einen Teller kaputt machst" oder „Ich bitte dich, keinen Teller zu werfen". Die Schülerin kann in beiden Formulierungen die Bitte der Lehrkraft erfüllen, indem sie den Teller stehen lässt und stattdes-

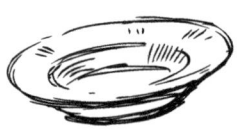

sen ein Glas wirft. Damit habe ich zwar erreicht, dass sie meine Bitte erfüllt, aber das von mir gewünschte Verhalten, dass sie alles stehen lässt, zeigt sie nicht.

Wenn ich stattdessen sage: „Ich möchte, dass das Geschirr auf dem Tisch stehen bleibt", steigt die Chance zumindest ein wenig, dass mein Gegenüber mir meine Bitte erfüllt.

 *Wenn Sie darauf achten, werden Sie merken, dass wir im Alltag häufig „negative" und unkonkrete Bitten äußern und dann frustriert und enttäuscht sind, wenn unsere Bitte nicht erfüllt wird. Dabei ist sie lediglich so formuliert, dass das Gegenüber nicht weiß, was von ihm erwartet wird.*

Bei einem weiteren Punkt kommt es häufig zu Enttäuschung und Frust: Wenn Bitten nicht ausgesprochen werden. Man denkt sich: Der andere weiß doch, was ich will. Dabei haben wir die innere Erwartung, dass der andere einen kennt und weiß, was er tun soll. Wir ziehen es gar nicht in Erwägung, dass unser Gegenüber einfach nicht wusste, dass wir in unserem Kopf eine Bitte an ihn haben.

Wenn Sie solche Situationen kennen (privat, unter Kolleginnen, mit Klientinnen), versuchen Sie, die Verantwortung für die Erfüllung Ihrer Bedürfnisse selbst zu übernehmen und sprechen Sie Ihre Bitten laut aus.

Verständnisbitte

Als dritte Form der Bitte gibt es die Verständnisbitte. Hier geht es um die Klärung, ob das Gegenüber verstanden hat, worum es der Bittenden geht, bzw. ob angekommen ist, was die Bittende sagen wollte.

Wir kennen vermutlich alle die folgende Situation: Wir sagen etwas und stellen später fest, dass beim anderen etwas anderes angekommen ist. Um solche Situationen zu vermeiden, können wir unser Gegenüber danach fragen, was angekommen ist. Diese Bitte kann zum Beispiel so aussehen:

Kannst du mir sagen, was du von mir gehört hast? oder *Bist du bereit, mir zu sagen, was du verstanden hast?*

Um die Chancen zu erhöhen, dass Bitten erfüllt werden, kann es helfen, auf einige Punkte in der Formulierung zu achten.

Kriterien für eine Bitte im Sinne der GFK

- konkret und beobachtbar
- im Hier und Jetzt umsetzbar
- Bitte
- die Formulierung, was man möchte

Kriterien für Bitten, die das Erfüllen erschweren

- vage und abstrakt
- Wunsch in der Zukunft
- Forderung
- die Formulierung, was man NICHT möchte

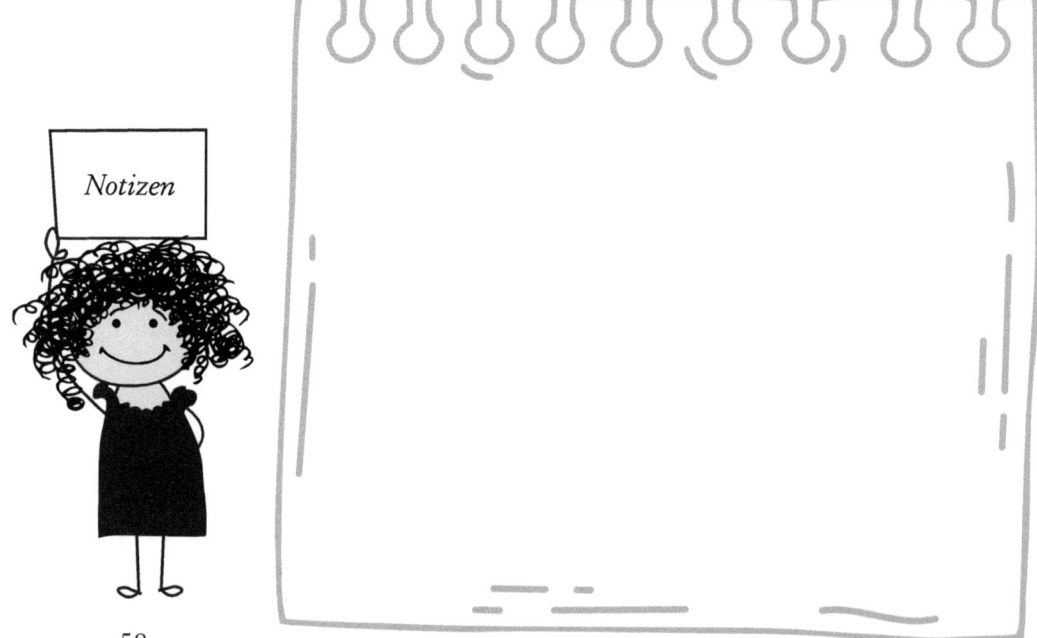

Notizen

Übung

Beobachten Sie sich im Laufe des Tages selbst und merken Sie sich einige Ihrer Bitten und Aufforderungen, die Sie formulieren und an Ihre Klientinnen oder auch Kolleginnen, Partnerin oder Kinder stellen.

Setzen Sie sich abends in Ruhe hin und vergleichen Sie jede Ihrer Bitten mit den Kriterien der Gewaltfreien Kommunikation:

- *Wie konkret oder vage war Ihre Bitte?*

- *Ist die Bitte positiv und realistisch formuliert sowie direkt umsetzbar?*

- *Wie haben oder hätten Sie auf ein „Nein" reagiert?*

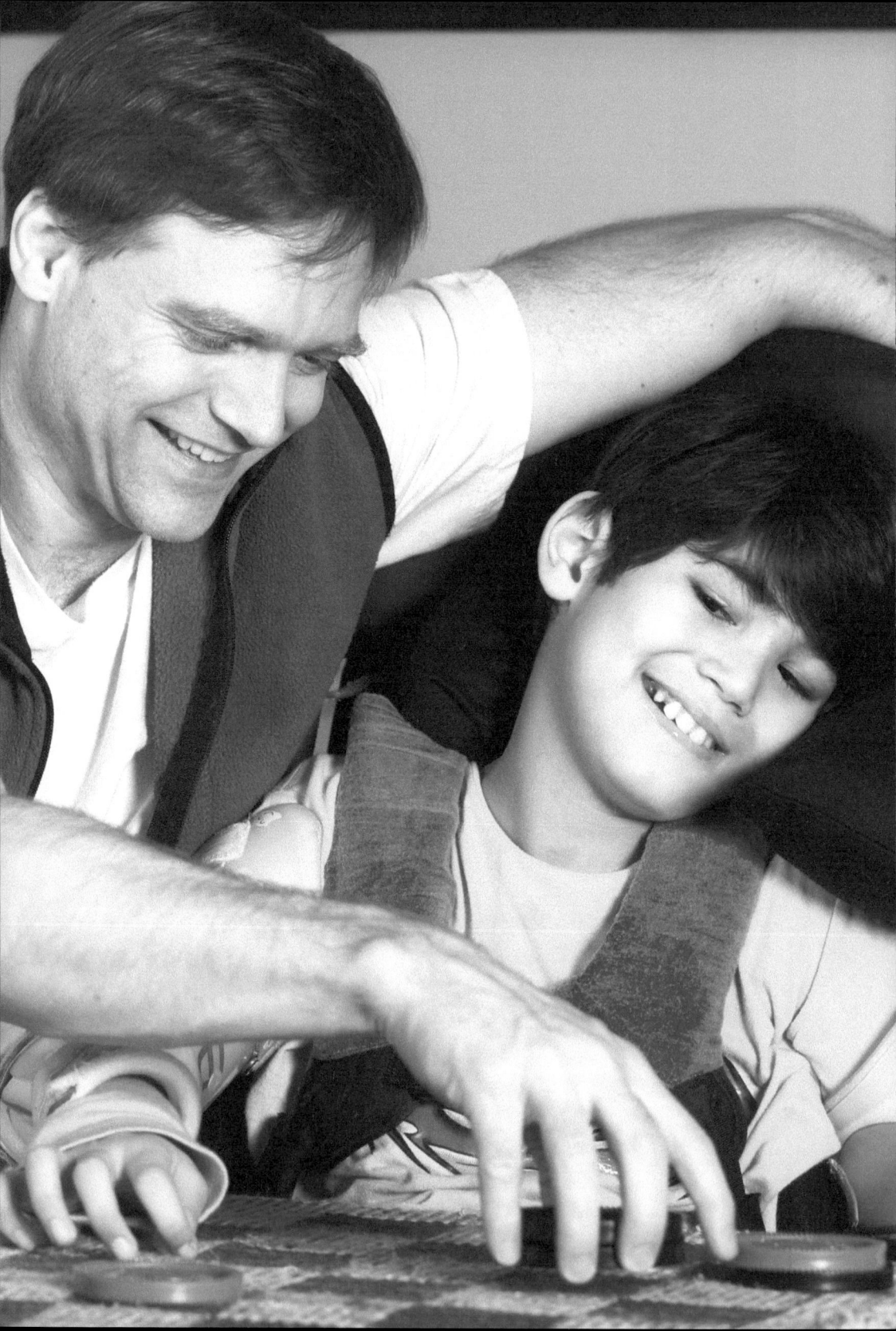

BEDÜRFNISSE BEI MENSCHEN MIT INTELLIGENZMINDERUNG

Menschen mit Intelligenzminderung entwickeln sich generell wie nicht-behinderte Menschen. Der Mensch verändert und entwickelt sich im Laufe seines Lebens unter anderem in kognitiven, motorischen, sprachlichen und sozio-emotionalen Bereichen. Bei nicht-behinderten Menschen verlaufen diese Entwicklungsstränge relativ parallel und meistens dem Lebensalter entsprechend.

Bei Menschen mit kognitiver Behinderung zeigen sich hier häufig größere Diskrepanzen zwischen den Entwicklungsbereichen (vgl. Luxen, 2003: 81/83). Während bei einer Klientin das Lebensalter beispielsweise bei 50 Jahren liegt, kann die kognitive Entwicklung der einer 7-Jährigen entsprechen und das sozio-emotionale Entwicklungsalter dem einer 2-Jährigen.

Hier bedarf es eines besonderen Bewusstseins für die Bedürfnisse und Belange des Menschen, um ihn nicht zu über-, aber auch nicht zu unterfordern. So zeigt sich zum Beispiel der Wunsch, sich in einer Gruppe zu behaupten und sich zugehörig zu fühlen, erst im Kindergartenalter.

Denken wir nun an Menschen, die ein emotionales Entwicklungsalter eines 2-Jährigen haben und gleichzeitig in einer Wohngruppe leben und in dieser zurechtkommen sollen, so können sich Schwierigkeiten auftun: Mit zwei Jahren besteht beispielsweise noch kein Interesse, sich mit Gleichaltrigen zu beschäftigen bzw. in einer Gruppe einen Platz zu finden. Der Fokus liegt noch eindeutig auf dem Kontakt zur Hauptbezugsperson. Gleichzeitig haben Menschen im Lebensalter von 50 jedoch nicht durchgehend eine Bezugsperson um sich, sondern leben mit Gleichaltrigen in einer Wohnung. Dies kann zu Überforderung und Konflikten führen.

Um zu verdeutlichen, welche Bedürfnisse in welchem emotionalen Entwicklungsalter eine bedeutende Rolle spielen, wird im folgenden Kapitel die sozio-emotionale Entwicklung nach Margaret Mahler (1897–1985) vorgestellt. Die Psychoanalytikerin und Kinderärztin untersuchte die Entwicklung des Ichs und der Beziehungsfähigkeit. Bisher wird in der Begleitung und Förderung vor allem das Lebens- und das kognitive Entwicklungsalter beachtet. Die Theorie der sozio-emotionalen Entwicklung macht deutlich, wie sich die Gewichtung der Bedürfnisse im Laufe der Entwicklung eines Kindes verschiebt. Sie kann uns helfen, unsere Klientinnen, die mit ihrem sozio-emotionalen Entwicklungsalter und dadurch mit ihren Bedürfnissen nicht den Erwartungen entsprechen, die wir aufgrund ihres realen Lebensalters an sie haben, besser zu verstehen.

Es gibt Heilpädagogen, unter anderem Georg Theunissen, die eine Arbeit mit der sozio-emotionalen Entwicklung kritisch sehen, da sie die Sichtweise begünstigen könnte, einen Menschen mit Behinderung als Kind bzw. „im Lichte eines ‚ewigen Kindseins' zu betrachten und zu behandeln" (Theunissen, 2019: 86). Es braucht einen sehr bewussten Umgang mit diesem Thema, damit es nicht zu einer Infantilisierung der Klientinnen kommt.

 *Die Gewaltfreie Kommunikation kann einer Infantilisierung vorbeugen, da das Ziel ist, alle Menschen ernst zu nehmen und ihnen auf Augenhöhe zu begegnen, unabhängig vom Alter.*

Rosenberg machte deutlich: „Warum sollte ich einen Menschen anders behandeln als andere, nur weil es zwischen uns Unterschiede in Bezug auf das Alter, auf die Sprache und auf den Wissensstand gibt?" (Rosenberg, 2012: 100).

So stellt sich die Frage: Braucht es für ein bedürfnisorientiertes Arbeiten beziehungsweise ein Etablieren von Gewaltfreier Kommunikation die sozio-emotionale Entwicklung überhaupt? Hier kommt von mir ein klares Nein. Wenn Ihre Einrichtung oder auch Sie die sozio-emotionale Entwicklung kritisch sehen und nicht in Ihren Alltag einbauen möchten, stellt das keinen Hinderungsgrund dar, GFK in den Alltag einzubringen.

Die Fokussierung auf die Bedürfnisse ist nicht abhängig von den Entwicklungsphasen, sondern allein davon, ob das Interesse besteht, die Bedürfnisse des Gegenübers wahrzunehmen. Sie können also GFK etablieren, auch wenn Sie mit der sozio-emotionalen Entwicklungstheorie nichts anfangen können. Die Kenntnis über die Definition der Entwicklungsphasen und deren Bedürfnisse können aber im Alltag und beim Verständnis der Verhaltensweisen eine Hilfe sein.

Mahler unterteilte die ersten drei Lebensjahre in sechs Phasen (Mahler et al. 2003: 57–154), welche hier im Buch noch um drei weitere Phasen ergänzt werden, die die Zeit nach dem dritten Lebensjahr prägen. Sechs der Phasen wurden von Barbara Senckel im Buch „Mit geistig Behinderten leben und arbeiten" (Senckel, 2015: 153–163) beschrieben. Alle neun wurden dargestellt im Buch „Du bist ein weiter Baum" (Senckel, 2017: 112–142) sowie im Kapitel „Entwicklungspsychologische Aspekte bei Menschen mit geistiger Behinderung" in Irblichs und Stahls „Menschen mit geistiger Behinderung" (Senckel, 2003: 109–113).

Die Beschäftigung mit dem Konzept der Entwicklungsfreundlichen Beziehung (EfB) nach Dr. Senckel® lohnt sich in jedem Fall. Die Grundhaltung und die Arbeitsweise haben viele Überschneidungspunkte mit der Gewaltfreien Kommunikation, daher fließt das Konzept in dieses Buch mit ein. Es gibt Wohngruppen, die damit arbeiten und sehr positive Erfahrungen gemacht haben. Weiter wird an dieser Stelle aber nicht darauf eingegangen.

Schauen wir uns nun die sozio-emotionale Entwicklung an.

Die sozio-emotionale Entwicklung

Primärer Zustand (0 – 4/6 Wochen)

Margaret Mahler nennt die erste Phase „normale autistische" Phase. Dieser Begriff ist meines Erachtens ungünstig gewählt, da er dem Autismus als komplexe und vielschichte Entwicklungsstörung nicht gerecht wird. Mahler verwendete den Begriff, da der Säugling wenig auf Außenreize reagiert und von sich aus keine Beziehungsbedürfnisse zeigt.

In den ersten Wochen nach der Geburt bedingen vor allem die körpereigenen Rhythmen, wie zum Beispiel Hunger und Verdauen oder der Wechsel von Schlafen und Wachen, und die damit einhergehende innere Befindlichkeit die Reaktionen des Kindes (vgl. Senckel, 2017: 112). Müdigkeit und Hunger werden vor allem durch Weinen oder Schreien zum Ausdruck gebracht und die Eltern versuchen herauszufinden, was das Kind gerade braucht.

Gleichzeitig ist das Kind bereits auf viel Nähe, Körperkontakt und Wärme angewiesen, weswegen Barbara Senckel in ihrem Buch auch auf den Begriff „Primäre Liebe" des Psychoanalytikers Michael Balint verweist (vgl. ebd.: 112). Der Begriff passt m.E. besser, da der Säugling die Bezugsperson bereits an ihrem Geruch, ihrer Stimme und ihrem Herzschlag erkennt, sodass man darauf schließen kann, dass die Beziehung zur Bezugsperson schon eine große Bedeutung hat. So lächelt der Säugling z.B. bald, wenn er seine Bezugsperson hört oder riecht, und lässt sich auch schneller von ihr beruhigen.

In dieser Anfangszeit stellen sich beide, Kind und Eltern, langsam aufeinander ein und lernen sich kennen. (vgl. ebd.: 112 und Senckel, 2015: 154).

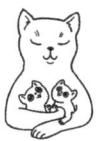 *Diese Phase ist geprägt von „Basisbedürfnissen". Das Kind braucht vor allem Nahrung, Schlaf, Nähe und Wärme.*

Symbiotische Phase (4 Wochen – 4/5 Monate)

In den folgenden vier Wochen wird die Beziehung zur Bezugsperson so eng, dass Mahler diese Phase als symbiotische Phase bezeichnet. In dieser Phase besteht eine physische und „psychische Abhängigkeit sowie die emotionale Einheit des Säuglings mit seiner wichtigsten Bezugsperson" (Senckel, 2017: 113). Das Kind spürt noch keine eigenen Körpergrenzen und ist verschmolzen mit der Bezugsperson. Das wird darin deutlich, dass Affekte und Stimmungen undifferenziert übernommen werden: Das Kind kann nicht unterscheiden, ob seine unangenehmen Emotionen der Ausdruck eigener unerfüllter Bedürfnisse sind (wie Hunger, Müdigkeit oder dem Wunsch nach Körperkontakt), oder ob die angespannte Stimmung der Bezugsperson übernommen wird. (vgl. ebd.: 115)

In dieser Zeit spielt die bestätigende Nähe der Bindungsperson eine große Rolle. Das Kind bekommt plötzlich den Eindruck, die Bezugsperson verloren zu haben, wenn diese Nähe nicht vorhanden ist. Dieses Gefühl nährt die entstehende Verlassenheitsangst (vgl. ebd.: 114). Das liegt an der noch nicht entwickelten Objektpermanenz. Der Schweizer Entwicklungspsychologe Jean Piaget bezeichnet als Objektpermanenz die Fähigkeit, zu wissen, dass Objekte und auch Personen weiter existieren, auch wenn diese im Moment nicht sichtbar sind (vgl. Hobmaier, 2013: 271).

Überprüft werden kann dieser Entwicklungsschritt mit einem einfachen Versuch: Ein Spielzeug verschwindet unter einem Tuch. Ein Kind in diesem Alter wird nicht unter dem Tuch suchen, sondern es lebt nach dem

Motto „Aus den Augen – aus dem Sinn." Dasselbe gilt auch für die Bezugsperson: Ist diese nicht in sichtbarer, hörbarer oder spürbarer Nähe, ist sie nicht mehr existent. Damit das Gefühl der Verlassenheit nicht zu stark wird, braucht es in dieser Phase den bestätigenden Kontakt.

In dieser Zeit entsteht meistens das Urvertrauen. Unter Urvertrauen wird eine positive Grundeinstellung verstanden, die Grundlage dafür ist, dass Menschen auch später Vertrauen in „das Leben an sich" haben und leichter den Beziehungen zu anderen Menschen vertrauen können. Außerdem erleichtert es den Aufbau von Selbstvertrauen.

Ist das Urvertrauen schwach ausgeprägt beziehungsweise ist eine Art „Urmisstrauen" entstanden, haben Menschen später eher Angst: Angst vor Bindungen, vor Entscheidungen und Veränderungen oder auch Angst vor Kritik. Sie haben auch häufiger den Eindruck, das Leben und die Welt an sich würden eher Schlechtes und Unangenehmes mit sich bringen.

Urvertrauen entwickelt sich, wenn das Kind die Erfahrung macht, dass die Welt an sich „gut" und ihm wohlgesonnen ist und seine Bedürfnisse erfüllt werden. Hierbei ist wichtig zu beachten, dass das Kind noch nicht warten kann, das heißt, die Bedürfnisse sollten direkt und zeitnah erfüllt werden.

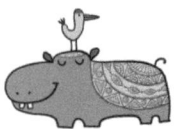 *Wesentliche Bedürfnisse in dieser Zeit sind weiterhin Nahrung, sowie Wärme, Köperkontakt und Nähe. Entscheidend ist die Empfindung, mit der Bezugsperson verschmolzen zu sein. Hier entsteht Urvertrauen.*

Differenzierungsphase (4/5 – 10/11 Monate)

In dieser Phase fängt das Kind an, anderen in die Haare zu greifen, daran zu ziehen oder seinen Finger in die Ohren oder Augen anderer Menschen zu stecken. Auch Gegenstände werden in den Mund genommen. Einige Stillende erleben in dieser Phase, dass das Kind während des Stillens in die Brust beißt (vgl. Senckel, 2015: 118).

All das sind Erfahrungen mit den eigenen Körpergrenzen: Das Kind untersucht den eigenen Körper, den Körper der anderen sowie Gegenstände. Dies resultiert daraus, dass das Kind beginnt, sich aus der Symbiose – dem emotionalen Einssein mit der Bezugsperson – zu lösen.

Viele, die Kinder schon einmal beobachtet haben, kennen das Phänomen des Fremdelns, das in dieser Phase häufig vorkommt: Kinder lassen weniger vertraute Personen ungern in ihre Nähe und fangen an zu weinen, wenn diese sich ihnen nähern (vgl. ebd.: 118). Gleichzeitig werden andere, vertrautere Personen wie eine zweite Bezugsperson, Großeltern oder Geschwisterkinder immer interessanter für das Kind und tragen zu einer Loslösung aus der Symbiose bei (vgl. ebd.: 118).

Wenn das Kind mit acht oder neun Monaten anfängt zu robben und zu krabbeln, braucht es die Rückversicherung und die Nähe zu einer Bezugsperson. Dafür dreht es sich während des Wegkrabbelns immer wieder um und sucht den Blick der Bezugsperson. Dieser Blick bedeutet für das Kind Ermutigung und Bestätigung und hilft ihm, neue Kraft und frischen Mut zu schöpfen. (vgl. ebd.: 118)

Wenn ein Kind diesen sicheren Hafen und die Rückversicherung hat, kann es explorieren und traut sich, die Welt zu entdecken. Das nun beginnende explorierende Verhalten und das Spüren der Ablösung aus der Symbiose führen aber auch zu einer Zunahme der Verlassenheitsangst. Schmusetücher oder Kuscheltiere bekommen in dieser Phase eine große Bedeutung. Das liegt daran, dass der Gegenstand über alle schwierigen Situationen, vor allem beim Alleinbleiben, hinwegtröstet. Dieser Gegenstand wird Übergangsobjekt genannt – es „repräsentiert gleichermaßen das eigene Ich wie die Bezugsperson" (Senckel, 2017: 119) und dient vorübergehend als materieller Ersatz für die abwesende Bezugsperson (vgl. ebd.: 119).

Es entstehen zudem erste Ansätze von Frustrationstoleranz: Während Kinder bis zu diesem Alter keine Vorstellung von Zeit haben, können sie nun einen kurzen Moment warten (vgl. ebd.: 119).

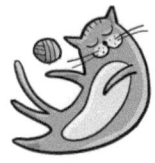

Das Kind beginnt sich zu lösen und braucht trotzdem einen „sicheren Hafen". Weiterhin sind Bedürfnisse wie Sicherheit, Schutz und körperliche Nähe von großer Bedeutung. Gleichzeitig beginnen Bedürfnisse wie Bewegung, Spiel und Lernen stärker zu werden.

Übungsphase (10/11 – 17/18 Monate)

Mit etwa einem Jahr beginnt das Kind zu laufen, zu klettern und die Welt zu erkunden. Es wird selbstständiger, ist mutiger. Das Kind befindet sich häufig in einer Hochstimmung, da es innerhalb von kurzer Zeit viel lernt. Daraus entwickeln sich Stolz und ein Gefühl der Omnipotenz: Das Kind hat den Eindruck, dass es alles kann und schafft. Es wird übermütig, da Gefahren in dieser Zeit nicht eingeschätzt werden können.

Kinder in dieser Phase lieben Spiele, in denen es wild zugeht: Herumwirbeln im Kreis, Spiele, in denen das Kind hochgeworfen und aufgefangen wird. Aber auch von etwas herunter- und in die Arme der Bezugspersonen springen oder an Personen hochklettern sind Beschäftigungen, die das Kind sucht und liebt. (vgl. Senckel, 2015: 159–160 und 2017: 121–122)

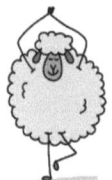 *Die Bedürfnisse des Kindes beginnen sich zu verlagern: Bedürfnisse nach Spiel, Lernen, Bewegung, Wirksamkeit, Entdecken und Herausforderung werden immer stärker und bekommen eine größere Gewichtung. Das Kind erlebt sich selbst als könnend.*

Wiederannäherungsphase (17/18 – 24 Monate)

Nach der vom Kind als Hochphase erlebten Zeit wird es für das Kind schwieriger. Das sich immer weiter entwickelnde Denkvermögen führt dazu, dass das Kind beginnt, die Grenzen der eigenen Fähigkeiten, Misserfolge und Einschränkungen durch die Eltern deutlicher zu spüren. Dadurch kommt es zu einer Kränkung, einem Knick im Selbstwertgefühl und dem Eindruck von Ohnmacht. (vgl. Senckel, 2017: 123)

Auch für die Eltern kommt es nun zu einer neuen Herausforderung: Das Kind liegt beispielsweise auf dem Boden im Supermarkt und schreit durch den ganzen Laden, schlägt und tritt um sich. Oder es sitzt mitten auf dem Gehweg, weint nach der Bezugsperson, lässt sich aber von dieser nicht auf den Arm nehmen.

Dieser so genannte „Symbiose-Autonomie-Konflikt" ist umgangssprachlich auch als „Trotzphase" bekannt (vgl. ebd.: 123). Es ist ein starker Konflikt, in den das Kind gerät: Es sehnt sich nach der symbiotischen Beziehung zur Bindungsperson, hat starke Verlassenheitsängste und gleichzeitig die Sorge, die erworbene Selbstständigkeit wieder zu verlieren (vgl. ebd.: 123).

Es gibt für das Kind in dieser Phase nur ein „Entweder – oder": Entweder begibt sich das Kind in die Geborgenheit der Symbiose mit der Bindungsperson und entbehrt in dem Moment die erworbene Selbstständigkeit und die Selbstachtung oder es nimmt die Trennung und das Alleinsein in Kauf, indem es auf die eigene Selbstbestimmung und den eigenen Willen besteht (vgl. ebd.: 123).

Der Begriff Symbiose-Autonomie-Konflikt macht die Schwierigkeiten deutlich, die durch ein neu entstehendes Bedürfnis auftauchen: Das Kind hat nicht mehr nur die Bedürfnisse nach Sicherheit, Nähe und Bindung, sondern auch nach Selbstständigkeit, Selbstbestimmung und Autonomie. Als erwachsener Mensch weiß man, dass man beide Bedürfnisse erfüllen oder ein Bedürfnis „parken" kann. Kinder in dieser Phase sind in einem großen Konflikt, da sie beides noch nicht gleichzeitig spüren und erleben können.

Befestigungsphase (2 – 3 Jahre)

Die für die Eltern oft herausfordernde Wiederannäherungsphase verlässt das Kind, wenn es oft genug erlebt hat, dass es von den Eltern auch angenommen und geliebt wird, wenn es selbstständig, trotzig und wütend ist. Barbara Senckel beschreibt, dass das Kind dann um seinen „psychischen Eigenraum" weiß und es erlebt, dass es, obwohl es seinen eigenen Willen ausdrückt, auch am „psychischen Raum der Eltern" teilhaben kann (Senckel, 2015: 162). Es entsteht das Vertrauen, dass das Kind in Verbindung zu den Eltern bleiben kann, obwohl es für sich selbst einsteht und sich für seinen Willen einsetzt.

Affekte und Gefühle können ab diesem Alter besser differenziert werden. Langsam wandelt das Kind „sein Größenselbst [...] in ein Selbstbild, das seinem realen Vermögen ansatzweise entspricht" (Senckel, 2017: 126). Das Gefühl der Omnipotenz reguliert sich: Das Kind kann nun besser einschätzen, was es wirklich kann und wo die eigenen Grenzen sind. Es klettert beispielsweise nicht mehr auf jedes Regal, sondern kann in etwa einschätzen, ob es auch wieder herunterkommt.

Wenn das Kind bis zu diesem Zeitpunkt überwiegend positive Erfahrungen gemacht hat, festigt sich ein Bild von der „guten Mutter" oder vom „guten Vater", an welches sich das Kind erinnern kann, wenn es ohne die Eltern ist (z.B. im Kindergarten). „Der Erwerb der emotionalen Objektkonstanz bildet" laut Senckel „den Abschluss der psychischen Geburt" (ebd.: 126).

Das Kind hat sich aus der Symbiose gelöst und sieht sich als eigenen Menschen, spürt aber gleichzeitig eine konstante Bindung an seine Bezugsperson. Es besteht nicht mehr die große Angst vor Trennung und Verlassenwerden, dafür entwickelt sich eine Angst davor, bestraft oder nicht mehr geliebt zu werden. (vgl. ebd.: 126)

 In dieser Zeit verlagern sich die Bedürfnisse: Sicherheit, Liebe, Verbindung und Gesehen-Werden bekommen eine starke Gewichtung.

Ödipale Phase (3 – 5 Jahre)

Das Kindergartenkind hilft in einem Moment beim Abräumen des Tisches und schlägt im nächsten Moment einen Kindergartenkameraden. Das ist ein typisches Verhalten für ein Kind in dieser Phase. Es entwickelt ein Interesse daran, in einer Gruppe einen Platz zu finden. Während bisher die Beziehungen als Zweierbeziehungen gestaltet wurden, beginnt nun das Verständnis dafür, dass auch die einzelnen Beziehungspartner untereinander wichtige Beziehungen haben. (vgl. Senckel, 2017: 130) Dadurch kommen Neid und Eifersucht auf. Gleichzeitig entstehen Schuldgefühle.

In der Familie und im Kindergarten finden Konkurrenzkämpfe statt und erste soziale Ängste entstehen. Das Kind probiert alle möglichen Strategien aus, um sich zu behaupten, die von Unterwerfung und großer Hilfsbereitschaft bis hin zu Prahlerei und Wutausbrüchen reichen. (vgl. ebd.: 130)

Langsam gewinnt das Kind an Sicherheit und kann die Beziehungen unter den jeweiligen Beziehungspartnern anerkennen, ohne am eigenen Wert zu zweifeln (vgl. Senckel, 2017: 130).

Freundschaften und Gleichaltrige spielen nun eine Rolle und das Spiel ist nicht nur auf die Erwachsenen fokussiert (vgl. ebd.: 134). In dieser Phase erlebt man häufig, dass Kinder noch nicht zwischen Wahrheit und Lüge unterscheiden und magisch denken: Sie sprechen mit unsichtbaren Freunden, glauben beispielweise an Zwerge, Feen oder den Osterhasen und haben Angst vor dem Monster, welches sich unter dem Bett versteckt.

Im Alter von 4 bis 6 Jahren wächst die Frustrationstoleranz des Kindes und die Impuls- und Affektkontrolle steigt: Das Kind kann eigene Emotionen besser regulieren, kann intensive Gefühle besser steuern und denkt nach, bevor es handelt (vgl. ebd.: 180).

Die Bedürfnisse verlagern sich weiter: Gleichaltrige und Gruppen werden interessant und damit Bedürfnisse nach Gemeinschaft, Verbindung, Anerkennung und Wertschätzung. Auch Sicherheit spielt hier eine wesentliche Rolle. Das Kind braucht das Vertrauen und die Sicherheit, dass Beziehungen zu verschiedenen wichtigen Menschen bestehen und diese verlässlich sind, auch wenn die jeweiligen Personen Beziehungen untereinander haben.

Latenzzeit (6 – 10 Jahre)

Es kommen Freude und Stolz über die Einschulung auf. Die Ablösung der Eltern schreitet langsam voran, das Kind lässt sich nun auf unbekannte Menschen ein, kann Verantwortung übernehmen und Leistung sowie Lernen bekommen eine Bedeutung. Es passt sich an die sozialen Regeln an (bleibt im Unterricht sitzen, auch wenn es gerade eigentlich gerne herumlaufen würde) und kämpft um soziale Anerkennung und eine Position in der Klasse sowie im Freundeskreis.

Das Kind sucht sich eine beste Freundin oder einen besten Freund, mit der oder dem alles unternommen wird. (vgl. Senckel, 2017: 135)

 Das nun eingeschulte Kind hat jetzt verstärkt Bedürfnisse wie Anerkennung, Lernen, Respekt und Sinnhaftigkeit.

Mit 9 oder 10 Jahren beginnen die Vorboten der Pubertät: Die Kinder ziehen sich häufig zurück, fordern Privatsphäre ein, grenzen sich von den Eltern ab und es kommt manchmal vorübergehend zu leicht depressiven Phasen. Das kann Eltern Angst machen, ist aber meistens ein normaler Teil der Entwicklung. Die Abgrenzung zu einer Depression ist jedoch häufig schwierig und braucht daher gute Beobachtung sowie bei Bedarf eine ärztliche Abklärung.

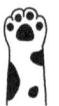

Das eigene Selbst spielt eine immer größere Rolle, und damit Bedürfnisse wie Autonomie, Selbstbestimmung, Privatsphäre und Authentizität.

Pubertät, Adoleszenz und Erwachsenenalter (ab 11 Jahren)

Aus den Vorboten entsteht nun eine Phase, in der große Veränderungen geschehen, sowohl körperliche als auch seelische. Ein Ringen um die eigene Identität, verbunden auch mit Geschlechtsidentität, nimmt einen großen Raum ein. Die Abgrenzung von den Eltern und das Ablösen aus der Familie finden ihre „Höhepunkte" in Konflikten, da Regeln nicht eingehalten, Grenzen überschritten werden und die Jugendlichen sich möglicherweise provozierend kleiden. Die Peergroup, Influencerinnen und Idole (oft berühmte Personen aus der Musik- oder Sportwelt) ersetzen den Einfluss der Eltern und das Geschlecht wird interessant. Liebesbeziehungen werden eingegangen, die häufig vor allem „darauf zielen, Erfahrungen im Umgang mit der erotischen Attraktivität, der eigenen Geschlechtsrolle und den sexuellen Impulsen zu sammeln" (Senckel, 2017: 139).

In der Pubertät und Adoleszenz, welche Senckel als „gemäßigte Fortsetzung der Pubertät" (ebd.: 141) bezeichnet, reift das „Ich-Ideal" und das Selbstwertgefühl wird gestärkt. Die Freude auf oder auch die Angst vor der Zukunft und das Gefühl von Freiheit werden darin verstärkt, dass die Schule zu Ende geht und Berufswünsche oder andere Pläne für die Nachschulzeit (Auslandsaufenthalte, Freiwilligendienste usw.) entstehen.

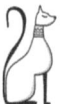

Bedürfnisse wie Selbstbestimmung, Autonomie, Sinn, Authentizität, Sexualität, Intimität und Freiheit haben in dieser Phase ein starkes Gewicht.

Die Entwicklung geht selbstverständlich noch weiter, wird aber im Rahmen dieses Buches nicht weiter beschrieben.

Übersicht emotionale Phasen und wesentliche Bedürfnisse

Phasen	Kurzbeschreibung	Mögliche Gefühle	Wesentliche Bedürfnisse
Primärer Zustand (0 – 4/6 Wochen)	Innere Befindlichkeit und die körpereigenen Rhythmen bedingen Reaktionen des Kindes. Säugling erkennt Bezugsperson an Geruch, Stimme und Herzschlag.	Entspannt und angespannt, gesättigt, hungrig, müde, allein, geborgen	Körperliche Bedürfnisse: Schlaf, Nahrung, sowie Körperkontakt, Nähe, Wärme
Symbiotische Phase (4 Wochen – 4/5 Monate)	Physische und psychische Abhängigkeit. Emotionale Einheit zwischen Säugling und Bezugsperson. Keine eigenen Körpergrenzen. Undifferenzierte Übernahme von Affekten und Stimmungen: Keine Unterscheidung zwischen den eigenen unerfüllten Bedürfnissen oder Stimmung der Bezugsperson. Noch keine Objektpermanenz.	Fehlt bestätigende Nähe der Bindungsperson → Verlassenheitsangst Entstehung von Urvertrauen bzw. Urmisstrauen	Wärme, Köperkontakt und Nähe und körperliche Bedürfnisse
Differenzierungsphase (4/5 – 10/11 Monate)	Beginn der Loslösung aus der Symbiose und gleichzeitig „sicherer Hafen". Körpergrenzen-Erfahrungen (z.B. Haare ziehen). Beginnendes explorierendes Verhalten, aber Rückversicherung zur Bezugsperson. Fremdeln. Übergangsobjekt. Ansätze von Frustrationstoleranz: Warten können.	Zunahme der Verlassenheitsangst, aufkommender Mut zum Explorieren.	Sicherheit, Schutz, Geborgenheit und weiterhin körperliche Nähe. Gleichzeitig Bewegung, Spiel, Lernen.
Übungsphase (10/11 – 17/18 Monate)	Bewegung, wilde Spiele Hochstimmung „Omnipotenz" Gefahren können in dieser Zeit nicht eingeschätzt werden	Stolz, Gefühl der „Omnipotenz"	Verlagerung der Bedürfnisse: Es entstehen Bedürfnisse nach Spiel, Lernen, Wirksamkeit, Entdecken und Herausforderung

Phasen	Kurzbeschreibung	Mögliche Gefühle	Wesentliche Bedürfnisse
Wiederannä-herungsphase (17/18 – 24 Monate)	Verstärktes Wahrnehmen der Misserfolge, Grenzen eigener Fähigkeiten und Einschränkungen durch die Eltern. Kränkung im Selbstwertgefühl. Eindruck von Ohnmacht entsteht. Symbiose-Autonomie-Konflikt = „Trotzphase". „Entweder – oder": Entweder Geborgenheit der Symbiose mit der Bindungsperson und keine Selbstständigkeit oder Trennung und Alleinsein und dafür Selbstbestimmung und eigener Wille.	Sehnen zur symbiotischen Beziehung. Starke Verlassenheitsangst. Gleichzeitig Sorge vor Verlust der erworbenen Selbstständigkeit und Selbstachtung.	Bedürfnis nach Sicherheit, Nähe, Vertrauen, und Bindung und nach Selbstständigkeit, Selbstbestimmung und Autonomie, Wirksamkeit
Befesti-gungsphase (2 – 3 Jahre)	„Psychischer Eigenraum": Trotz Ausdrücken des eigenen Willens kann das Kind auch im psychischen Raum der Eltern teilhaben. Affekte können nun besser differenziert werden. Langsame Entwicklung eines realistischen Selbstbildes. Bei überwiegend positiven Erfahrungen, Festigung des Bilds von „guter Mutter" oder „gutem Vater", an welches sich das Kind z.B. im Kindergarten erinnern kann. emotionale Objektkonstanz Das Kind hat sich aus der Symbiose gelöst: eigenständiger Mensch, Spüren einer konstanten Bindung an die Bezugsperson.	Angst vor Strafe und Liebesverlust	Sicherheit, Liebe, Verbindung, Gesehen werden
Ödipale Phase (3 – 5 Jahre)	Wachsen der Frustrationstoleranz. Impuls- und Affektkontrolle steigen. Platz in der Gruppe. Ausprobieren aller möglichen Strategien (wie Unterwerfung, Hilfsbereitschaft, Wutausbrüche), um sich zu behaupten. Langsam Gewinn von Sicherheit. Anerkennung der Beziehungen unter den jeweiligen Beziehungspartnern, ohne am eigenen Wert zu zweifeln. Freundschaften und Gleichaltrige. Konkurrenzkämpfe.	Neid und Eifersucht Schuldgefühle erste soziale Ängste	Gemeinschaft, Verbindung, Anerkennung, Wertschätzung, Sicherheit

Phasen	Kurzbeschreibung	Mögliche Gefühle	Wesentliche Bedürfnisse
Latenzzeit (6 – 10 Jahre)	Ablösung der Eltern schreitet voran. Einlassen auf unbekannte Menschen. Übernahme von Verantwortung. Leistung und Lernen. Anpassung an soziale Regeln. „Kampf" um soziale Anerkennung und Position in der Klasse und im Freundeskreis. Beste Freundin oder bester Freund. Vorboten der Pubertät. Rückzug, Privatsphäre. Abgrenzung von Eltern.	leicht depressive Phase	Autonomie, Anerkennung, Selbstbestimmung, Lernen, Respekt, Sinn, Privatsphäre, Authentizität
Pubertät, Adoleszenz und Erwachsenenalter (ab 11 Jahren)	Körperliche und seelische Veränderungen. Ringen um eigene Identität. Geschlechtsidentität. Abgrenzung zu den Eltern und das Ablösen aus der Familie. Konflikte, Nichteinhalten von Regeln, Überschreitung von Grenzen. Provozierende Kleidung. Die Peergroup und Idole ersetzen den Einfluss der Eltern. Erste Liebesbeziehungen. Stärkung des Selbstwertgefühls. Freude auf Zukunft. Gefühl von Freiheit. Berufswünsche oder Pläne für die Nachschulzeit.	Achterbahn der Gefühle, Ambivalenz, Unsicherheit, Vorfreude, Entschlossenheit, Frust, Orientierungssuchend, Verliebtheit und vielleicht erster Liebeskummer	Selbstbestimmung, Autonomie, Sinn, Authentizität, Sexualität, Intimität, Freiheit

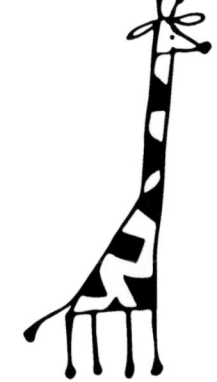

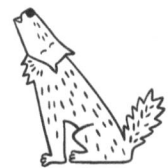

75

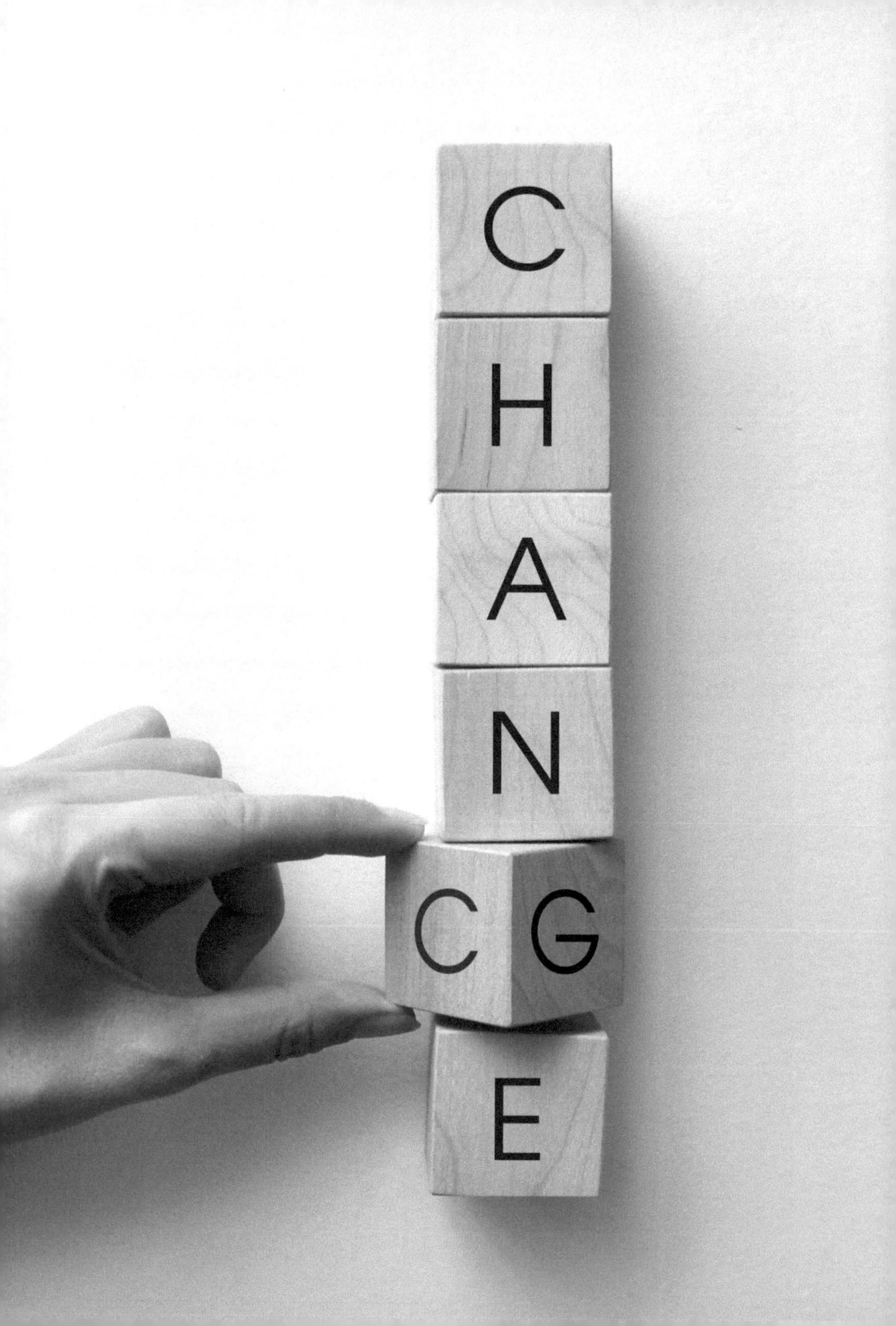
C
H
A
N
C G
E

DIE CHANCEN EINER BEDÜRFNISORIENTIERTEN SPRACHE

Was bedeutet die sozio-emotionale Entwicklung nun aber für die Arbeit mit Menschen mit Intelligenzminderung? Warum ist das Kennen der Entwicklungsphasen und der Bedürfnisse wichtig für Lehrkräfte, Eltern, Heilerziehungspflegerinnen und andere? Und inwiefern kann uns Gewaltfreie Kommunikation in unserer Arbeit unterstützen?

„Die Einfühlung in die Lebenszusammenhänge der behinderten Menschen ist schwieriger und erfordert deshalb besondere Aufmerksamkeit." (Senckel, 2017: 72)

Stellen wir uns einen Menschen mit einer Schwermehrfachbehinderung vor.

Nennen wir ihn Richard. Richard ist 40 Jahre alt und sein IQ-Test ergibt 25 – umgerechnet bedeutet dies, dass sein kognitives Entwicklungsalter etwa bei drei Jahren liegt. Emotional bewegt sich Richard in der Differenzierungsphase, das heißt, er beginnt sich langsam aus der Symbiose mit der Mutter zu lösen. Die Nähe und Rückversicherung zur Mutter sind aber noch notwendig, damit er überhaupt etwas eigenständig unternimmt. Verlassenheitsangst ist für ihn ein großes Thema.

Richard wohnt nun in einer stationären Wohngruppe, in der Schichtdienst, Mitarbeiterinnenwechsel, Springerdienste usw. an der Tagesordnung sind. Kennen die Mitarbeiterinnen seinen emotionalen Entwicklungsstand und beschäftigen sich damit, welche Bedürfnisse bei Richard im Vordergrund stehen, ist der erste Schritt getan.

Es gibt mehrere Chancen, die sich damit auftun.

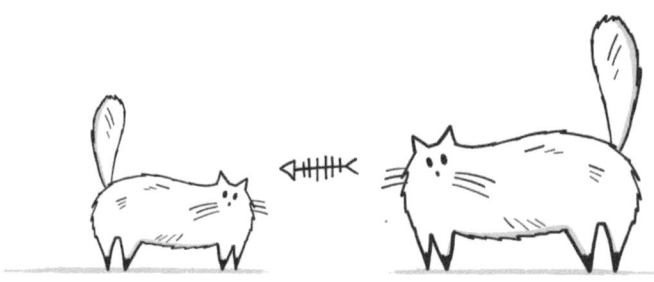

Bedürfnisse im Fokus der pädagogischen Arbeit

Sich der eigenen Bedürfnisse bewusst zu sein, lenkt den Fokus auf etwas, was wesentlich das Leben jedes Menschen beeinflusst. Wie im Kapitel „*Gefühl" im Unterschied zum „Gedanken"* beschrieben (siehe S. 40), haben Gefühle Regulations- und Motivationscharakter. Sie motivieren jeden Einzelnen, sich seine Bedürfnisse zu erfüllen.

Damit dies zufriedenstellend und eigenständig gelingt, ist es unabdingbar, dass wir Wissen über unsere eigenen Bedürfnisse haben und sie fühlend wahrnehmen können. Rosenberg sagte dazu: „Je bewusster wir uns unserer Bedürfnisse sind, desto selbstbestimmter können wir leben [...]" (Rosenberg, 2012: 15).

Das Recht auf Selbstbestimmung und auf ein selbstbestimmtes Leben hat durch die 2006 verabschiedete UN-Behindertenrechtskonvention und das Bundesteilhabegesetz (erlassen am 23. Dezember 2016) eine gesetzliche Stärkung erfahren. Es ist die Aufgabe der gesamten Gesellschaft – und insbesondere die Aufgabe der Berufsgruppen, die Menschen mit Unterstützungsbedarf begleiten –, dass diese ein selbstbestimmtes Leben führen können.

Lenken wir nun unseren Fokus auf die Bedürfnisse des Menschen, ist das ein wesentlicher Schritt in Richtung Selbstbestimmung und Selbstständigkeit. Hilfreich ist hier natürlich, Worte zu finden, die der Mensch mit Lernschwierigkeiten versteht. So sollte man den Begriff „Wirksamkeit" umformulieren. Eine mögliche Version wäre: „Sie möchten gerne sehen, dass es etwas bringt, was Sie machen?"

Kehren wir zu Richard zurück, der aufgrund seiner emotionalen Entwicklung ausgeprägte Bedürfnisse nach Nähe, Körperkontakt und einer verlässlichen Bezugsperson hat. Das ist die eine Seite seiner Entwicklung. Gleichzeitig beginnt er, sich von seiner Bezugsperson zu lösen und selbstständiger zu werden. Dies ist aber nur möglich, wenn eine Bezugsperson in der unmittelbaren Nähe ist. Sind uns diese Aspekte bewusst, können wir unsere Begleitung und Förderung danach ausrichten.

Barbara Senckel beschreibt, dass Menschen mit Intelligenzminderung häufig mehr Zeit und Raum brauchen, um Zusammenhänge zu erfassen. Außerdem benötigen sie Unterstützung dabei, Schlussfolgerungen zu ziehen.

Wenn diese Unterstützung ausbleibt, erleben sie sich häufiger in einer Situation, in der Anforderungen an sie gestellt werden, mit denen sie nicht gut umgehen können. Immer wieder fällt es ihnen schwer, den Sinn und Zweck von dem zu begreifen, was mit ihnen gerade passiert.

„Das bedeutet für die geistig Behinderten, dass die Ereignisse viel zu schnell aufeinanderfolgen, deshalb häufig unverständlich bleiben und die Welt als ‚unberechenbar' und bedrohlich erscheint. [...] Als Konsequenz fühlen sie sich in weitaus stärkerem Maße als Durchschnittsmenschen ohnmächtig und fremdbestimmt." (Senckel, 2017: 72)

Das bedeutet konkret für uns als Mitarbeiterinnen: Wir müssen unseren Klientinnen mehr Zeit geben. Wir agieren häufig viel zu schnell, oft weil wir unter Zeitdruck stehen. Also sollten wir uns auch selbst mehr Zeit lassen und dadurch den Menschen, die wir begleiten, die Chance geben, unsere Handlungen nachvollziehen zu können und mitzukommen. Wenn wir Ereignisse entzerren und dadurch mehr Zeit lassen, können wir womöglich dazu beitragen, dass die Welt als weniger unberechenbar und bedrohlich erlebt wird.

Stellen wir uns folgende Situation in der Schule vor:

Die Kinderpflegerin geht jeden Tag mit der Schülerin Ramona (IQ von 75 und Kind mit körperlicher Behinderung) am Ende der Pause nochmal ins Bad, um die Einlage zu wechseln. Ramona sitzt nun in ihrem Rollstuhl bei ein paar Klassenkameraden und lauscht deren Gespräch.

Nachdem das Vorgehen jeden Tag das gleiche ist, geht die Kinderpflegerin davon aus, dass Ramona schon weiß, was passieren wird. Sie läuft zu der Schülerin und schiebt sie in ihrem Rollstuhl in Richtung Toilette.

Diese Beschreibung wird vermutlich bei den meisten Lesenden Unbehagen auslösen. Sie können sich sicher vorstellen, wie unberechenbar diese Situation für Ramona sein kann.

Stellen Sie sich die Situation nun abgewandelt wie folgt vor:

Die Kinderpflegerin beobachtet kurz aus der Entfernung, ob es gerade passend ist, wenn sie dazukommt. Dann kniet sie sich neben den Rollstuhl, um auf Augenhöhe mit Ramona zu sein. Sie spricht sie an: „Ramona, die Pause ist bald zu Ende und da gehen wir ja immer auf die Toilette. Wäre es für dich in Ordnung, wenn wir losgehen?" Sie wartet aufmerksam, bis Ramona nickt. Dann sagt sie: „Okay, super. Dann nehme ich dich jetzt mit ins Bad." Auch hier wartet sie nochmal kurz, bis Ramona reagiert, steht dann erst auf, geht hinter Ramona und schiebt sie in ihrem Rollstuhl ins Bad.

Im ersten Fall ist der Gang zur Toilette für die Kinderpflegerin selbstverständlich, weil er Routine und für sie logisch und voraussehbar ist. Sie reagiert nach dem Prinzip: „Ramona weiß doch, dass wir jeden Tag am Ende der Pause ins Bad gehen." Für Ramona stellt sich die Situation jedoch nicht so klar dar.

Gerade im Alltag mit autistischen Menschen spielt Struktur eine große Rolle. Das wird häufig in der Schule, in Wohngruppen und Werkstätten in Form von Wochenplänen oder TEACCH-Plänen (Treatment and Education of Autistic and related Communication handicapped Children = Behandlung und pädagogische Förderung autistischer und in ähnlicher Weise kommunikationsbehinderter Kinder) umgesetzt. Diese Strukturhilfen geben Sicherheit und machen die aufeinanderfolgenden Ereignisse überschaubarer und verständlicher.

Zusätzlich dazu, dass sich Autistinnen und Menschen mit kognitiver Behinderung in schnellen und unüberschaubaren Situationen häufig ohnmächtig erleben, kommt es auch immer wieder vor, dass sie durch Mitarbeiterinnen und Angehörige fremdbestimmt werden. Dies macht deutlich, wie wichtig es ist, dass die Menschen in ihrem Umfeld für die Bedürfnisse von Menschen mit kognitiver Behinderung sensibilisiert werden und sie dadurch selbstbestimmter und unabhängiger von anderen Menschen werden können. Es ist unsere Aufgabe, sie darin zu unterstützen und ihnen zu helfen, mit ihren eigenen Bedürfnissen in Kontakt zu kommen.

Denken wir hier an Ahmed, der beim gemeinsamen Essen viel spricht und die anderen nicht zu Wort kommen lässt. Wenn wir hinschauen, welches Bedürfnis Ahmed hat, können wir mit ihm Wege finden, wie sein Bedürfnis erfüllt werden kann und die anderen auch zu Wort kommen. Geht es ihm beispielweise darum, verstanden und gehört werden, könnte man sich vor jedem Essen fünf Minuten Zeit für ihn nehmen, damit er schon mal alles für ihn Bedeutsame berichten und erzählen kann und gehört wird.

Vielleicht fühlt er sich auch unwohl, wenn niemand etwas sagt, und er versucht die Lücke zu füllen, dann wäre sein vorrangiges Bedürfnis Schutz. Hier könnte man entweder dafür sorgen, dass immer jemand spricht, oder Musik im Hintergrund spielen zu lassen.

Möglicherweise ist Ahmed gerade in der Ödipalen Phase und es geht ihm darum, einen Platz in der Gruppe zu finden; dann braucht er noch mehr Sicherheit darin, dass er dazugehört und die anderen ihn mögen.

In diesem Fall ist es Aufgabe seiner Mitarbeiterinnen zu überlegen, wie er dabei unterstützt werden könnte, seinen Platz in der Gruppe zu finden. Eventuell fehlt ihm auch ein Gefühl für die Zeit und er benötigt mehr Orientierung darüber, wie viel er gesprochen hat und wie viel die anderen. Hier wäre es einen Versuch wert, Zeit zu visualisieren oder mit einer Stoppuhr zu arbeiten.

Wenn einmal das vorherrschende Bedürfnis ermittelt ist, bieten sich die unterschiedlichsten Strategien an, um dieses zu erfüllen.

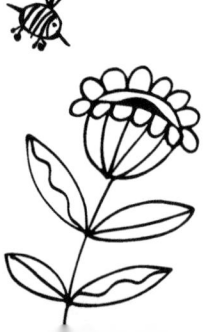
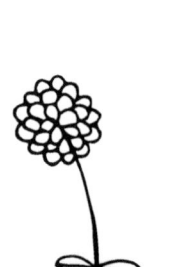
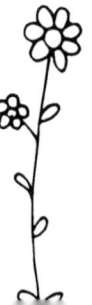

Übung

*Denken Sie in einem ruhigen Moment an Ihre Klientinnen. Überlegen Sie sich, welche **Entwicklungsphase** Sie den jeweiligen Personen zuordnen würden.*

Übung

*Sprechen Sie mit jemandem über Ihre Gedanken
von der vorherigen Übung und versuchen Sie
herauszufinden, ob, in welchem Maße und auf welche
Weise die **Bedürfnisse** erfüllt werden, die in der jeweiligen
Entwicklungsphase von großer Bedeutung sind.*

Übung

*Verbinden Sie sich mit den jeweiligen **Bedürfnissen**:*

Wie fühlt es sich an, wenn dieses Bedürfnis unerfüllt ist?

Wie fühlt es sich an, wenn dieses Bedürfnis erfüllt ist?

Welche Bilder tauchen vor meinem inneren Auge auf, wenn ich an das Bedürfnis denke?

Wie erfülle ich mir selbst dieses Bedürfnis?

Übung

*Welche **Strategien** könnten Sie Ihren Klientinnen
anbieten? Was könnten Sie ausprobieren, um die
Bedürfnisse, die besonders im Mangel sind, zu erfüllen?*

Selbstempathie als Form
der Selbstfürsorge

Jeden Morgen führen Maya und die Mitarbeiterinnen die Diskussion darüber, ob Maya duschen geht oder nicht. Die Mitarbeiterinnen haben schon alles Mögliche probiert: Duschen, Baden, am Waschbecken waschen, allein oder mit Assistenz. Maya möchte sich jedoch seit mehreren Tagen nicht waschen. Da sie aber stark nach Urin riecht, sind die Mitarbeiterinnen in einem großen Dilemma: Kann sie so in die Werkstatt gehen? Bedeutet dies eine unzumutbare Belastung für die anderen Werkstattmitarbeiterinnen? Beschweren diese sich dann lautstark über den Geruch und ist es unsere Aufgabe, Maya davor zu schützen? Was geschieht mit der Haut, wenn sie länger mit Urin in Kontakt ist und nicht gewaschen wird?

Auf der Arbeit ist man gelegentlich genervt von bestimmten Verhaltensweisen der Klientinnen, wie zum Beispiel Mayas fehlender Motivation, sich zu waschen. Manchmal ist man auch frustriert, weil die pädagogischen Maßnahmen keine Wirkung zeigen oder die Personalsituation dazu führt, dass man nicht genügend Zeit hat, die man für eine gute Förderung der Klientinnen aber bräuchte. Dazu kommen vielleicht Meinungsverschiedenheiten innerhalb des Teams, unterschiedliche Herangehensweisen und Sichtweisen. Bei Fremdaggressionen kommen eventuell auch Unsicherheit, Hilflosigkeit und Wut dazu.

Vor allem Stress, Wut, Frust und „Genervtsein" können dazu führen, dass wir uns auf eine Art und Weise verhalten, die mit Wertschätzung wenig zu tun hat. Man wird womöglich laut oder nutzt seine Machtposition aus: So werden Klientinnen aus dem Raum geschickt oder wir arbeiten anderweitig mit Konsequenzen, positiver Verstärkung und Bestrafung.

Hier kommt die Selbstempathie ins Spiel: Ich nehme mir Zeit, mit meinen Gefühlen und den ihnen zugrundeliegenden Bedürfnissen in Kontakt zu kommen und mich mit ihnen zu verbinden, mir also selbst mit Empathie zu begegnen. Mehr zum Thema Empathie und Selbstempathie finden Sie im Kapitel *Empathie und das Vier-Ohren-Modell* (S. 107).

Dabei muss klar sein: Die Ursache für mein Gefühl (sei es Stress, Frust oder Ähnliches) ist nicht der Mensch, der mir gegenübersteht, sondern die Ursache meines Gefühls liegt in meinem Bedürfnis. Im Alltag hilft es, sich das bewusst zu machen.

Wenn ein Klient an einem Tag 20-mal nach seinen Eltern fragt, bin ich vielleicht genervt. Aber nicht, weil er mich danach fragt, sondern weil mir in dem Moment Bedürfnisse wie Ruhe, Sinnhaftigkeit (Zeit sinnvoll nutzen), Abwechslung oder Effektivität wichtig sind. Schuld daran ist jedoch nicht mein Gegenüber. Für ihn ist in der Situation wichtig, die Sicherheit von mir zu erhalten, dass seine Eltern wieder zu Besuch kommen.

Meine Unruhe, mein „Genervtsein" hat etwas mit meinen eigenen Bedürfnissen zu tun. Wenn ich das reflektiere, bin ich viel entspannter und ruhiger oder kann, wenn die Bedürfnisse im Mangel sind, schauen, wie ich sie mir erfüllen kann.

In Mayas Fall sind die Mitarbeiterinnen ratlos und hilflos, vielleicht auch gereizt und besorgt, weil ihnen Fürsorge wichtig ist. Sie denken an die Gesundheit von Maya und wollen sie vor verletzenden Kommentaren auf der Arbeit schützen, wenn sie dort unangenehm riecht. Ihnen ist Fürsorge für die Werkstattmitarbeiterinnen wichtig und sie möchten deswegen, dass Maya geduscht zum Arbeiten geht. Womöglich sind sie auch genervt, weil sie sich Ruhe und Leichtigkeit wünschen.

„Zwischen Reiz und Reaktion gibt es einen Raum. In diesem Raum liegt unsere Macht, unsere Reaktion zu wählen. In unserer Reaktion liegen unser Wachstum und unsere Freiheit."

Dieses Zitat, das meist dem österreichischen Neurologen und Psychiater Victor Frankl zugeschrieben wird, spielt auf einen „Raum" an, den wir im Alltag häufig vergessen. Es ist eine gute Übung, diesen Raum zu weiten: Zumindest in Situationen, in denen wir nicht mit beschützender Macht eingreifen sollten. Nehmen wir in diesem Raum Kontakt zu unseren Bedürfnissen auf und verbinden uns mit diesen, wird unsere Reaktion anders ausfallen, als wenn wir direkt reagieren und uns nicht bewusst sind, welche Ursache dahintersteckt.

Wenn jemand zu uns etwas sagt oder etwas macht, ist das eine Form von Reiz, der bei uns ankommt. Wie wir nun darauf reagieren, liegt in unserer Hand. Häufig reagieren wir direkt, manchmal ist genau das auch notwendig, aber in vielen Momenten können wir auch uns einen kleinen Raum, eine kleine Pause, schaffen, in welchem wir unsere Reaktion wählen können.

Übung

Gönnen Sie sich das nächste Mal, wenn Sie merken, dass Sie gereizt oder gestresst sind, eine kurze Pause und geben Sie sich **Selbstempathie:**

Schauen Sie, wo Sie dieses Gefühl in Ihrem Körper besonders gut spüren, und finden Sie heraus, welches Bedürfnis gerade im Mangel ist. Nehmen Sie dazu ruhig die Bedürfnisliste im Anhang als Unterstützung zur Hand.

Schauen Sie, dass Sie später Zeit und Ruhe finden, sich das Bedürfnis noch einmal in Ruhe anzuschauen. Sammeln Sie schriftlich alle Strategien, die Ihnen einfallen, wie man dieses Bedürfnis erfüllen kann.

Fragen Sie Menschen in Ihrer Umgebung, was diese machen, wenn sie sich dieses Bedürfnis erfüllen möchten. So bekommen Sie ein noch breiteres Spektrum an Handlungsmöglichkeiten und weitere Ideen.

Übung

Setzen Sie sich abends in Ruhe hin und denken Sie erneut an Ihr Bedürfnis, welches im **Mangel** war/ist. Stellen Sie sich vor, wie es ist, wenn dieses Bedürfnis unerfüllt ist. Stellen Sie sich folgende Fragen:

□ Welches Gefühl spüre ich bei der Vorstellung, dass das Bedürfnis nicht erfüllt ist?

□ Wo kann ich das spüren? In welchen Körperteilen? Geben Sie sich etwa 2–3 Minuten Zeit, um dies zu spüren.

Bewegen Sie sich nun für ein paar Minuten.

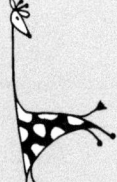

Dann setzen Sie sich wieder hin und stellen sich vor, wie es ist, wenn dieses Bedürfnis **erfüllt** ist. Nehmen Sie sich dafür mindestens 5 Minuten Zeit und stellen Sie sich folgende Fragen:

□ Welches Gefühl breitet sich bei der Vorstellung aus, dass das Bedürfnis erfüllt ist?

□ Wo kann ich das spüren?

□ In welchen Körperteilen macht sich eine Entspannung bemerkbar? Spüre ich sie in den Schultern? In den Beinen? In den Armen?

□ Welche Bilder und Erinnerungen kommen in mir hoch?

Feiern Sie diesen Moment des erfüllten Bedürfnisses und freuen Sie sich darüber.

Emotionale Kompetenz

Unser Umgang mit Gefühlen bzw. Emotionen ist stark davon abhängig, wie gut wir unsere Gefühle regulieren können. Die Fähigkeit, Emotionen steuern zu können, ist nicht direkt bei der Geburt vorhanden, sondern entwickelt sich im Laufe des Lebens. Normalerweise kann ein Schulkind eigene Emotionen erkennen und entsprechend darauf reagieren.

Während am Anfang des Lebens die Bezugsperson das Erregungsniveau beeinflusst, indem sie das Kind beruhigt, Gefühle benennt, ablenkt oder Ähnliches, übernimmt das Kind dies im Laufe der Zeit immer mehr selbst, bis es irgendwann selbstständig seine Emotionen regulieren kann.

Sobald die erste Phase, in der die Bezugsperson sämtliche Gefühle steuert, vorbei ist, beginnt das Kind (noch als Säugling) in der zweiten Phase, Anteile zu übernehmen: So sind zum Beispiel Saugen, Schaukeln und das Abwenden von der Erregungsquelle die ersten sogenannten intrapersonalen Selbstberuhigungsstrategien (vgl. Brandl, 2010: 19).

Im Vorschul- und Schulalter ist das Kind in der Lage, verschiedene Strategien anzuwenden, um seine Emotionen eigenständig zu justieren: So kann es als intrapersonale Strategie sich selbst beruhigen (zum Beispiel in Selbstgesprächen), Situationen kognitiv bewerten, sich soziale Unterstützung holen oder die auslösende Situation manipulieren, also verändern (vgl. ebd: 18-21, 50).

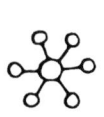 *Vielen Menschen mit Intelligenzminderung fällt die Regulierung ihrer Emotionen schwer. Auch kommt es immer wieder vor, dass zusätzlich eine psychiatrische Erkrankung diagnostiziert wird, zum Beispiel eine affektive Störung wie Depression, Bipolare Störung oder Manie.*

Der Begriff „affektive Störung" zeigt schon, dass dabei eine klinisch relevante Veränderung der Stimmungslage auftritt. Diese kann so stark sein, dass Regulierungsstrategien nicht helfen und die Gefühle bzw. Affekte sich außerhalb des Normalniveaus bewegen.

In der Begleitung sind zwei Aspekte besonders bedeutend: Man braucht eine eigene emotionale Kompetenz und Emotionsregulierung, um andere Menschen in ihrer Gefühlssteuerung bestärken zu können. Nur wenn ich meine eigenen Gefühle kenne und Strategien zur Hand habe, um starke Emotionen regulieren zu können, bekomme ich eine gute Vorstellung davon, wie ich jemanden unterstützen kann, der bei seiner Regulation Hilfe oder Anleitung braucht.

Der andere Punkt ist, dass ich eine große Wertschätzung, Augenhöhe und ein Verständnis für mein Gegenüber brauche, wenn ich es bei seiner Emotionsregulierung begleite.

Ich möchte das an einem Beispiel deutlich machen:

Stellen wir uns eine junge Frau aus einer Werkstattgruppe vor. Nennen wir sie Kerstin. Wir sind mit ihr und anderen Klientinnen auf dem Weg in einen anderen Werkstattbereich. Da fällt uns auf, dass der Arbeitskollege von Kerstin eine nasse Hose hat.

Wir kehren also zurück, damit wir ihn umziehen können. Da wir gerade allein sind, nehmen wir Kerstin wieder mit in den ursprünglichen Bereich.

Kerstin versteht nicht, was passiert, obwohl wir ihr erklärt haben, warum wir zurückgehen. Sie ärgert sich, dass wir nochmal umgedreht sind, und schlägt oder beißt sich daraufhin selbst.

Für uns ist die Planänderung eine Kleinigkeit: Es spielt keine Rolle, ob wir jetzt in die andere Gruppe gehen oder in drei Minuten. Für Kerstin bedeutet dies aber großen Stress, und mit dieser Unsicherheit und kleinen Veränderung im Tagesablauf kann sie nur schwer umgehen.

Wenn wir nun ihre Emotion kleinreden (im Sinne von „Mach doch wegen so einer Kleinigkeit kein Theater"), begegnen wir ihr weder auf Augenhöhe und noch mit Wertschätzung und können sie viel weniger dabei unterstützen, ihre Emotion in diesem Moment zu regulieren. Oft werden diese Gefühle nicht ernstgenommen, da sie für uns nicht logisch und nachvollziehbar sind.

Legen wir den Fokus jedoch auf Kerstins Gefühl und das Bedürfnis dahinter, spielt es keine Rolle, ob es nachvollziehbar ist oder nicht. Hier begegnen wir Kerstin auf Augenhöhe und nehmen sie mit ihrer Unsicherheit, ihrer Anspannung und ihren Bedürfnissen nach Struktur, Klarheit, Sicherheit, Orientierung, Verlässlichkeit und Vertrauen ernst.

Denken Sie an Ihre eigene Kindheit und überlegen Sie sich, welche Probleme Sie hatten – es gab möglicherweise Wutausbrüche, wenn es kein zweites Stück Kuchen gab; Weinanfälle, wenn Sie die gewünschte Hose nicht bekamen; oder es war die größte Freude, wenn Sie beim Verkauf von selbst angemalten Steinen 50 Cent eingenommen hatten. Wie wichtig ist es, dass genau diese Momente ernst genommen und nicht heruntergespielt werden, nur weil sie uns im Vergleich zu den „Erwachsenen"-Problemen klein und unbedeutend vorkommen.

Manche Klientinnen ärgern sich über Dinge, die wir nicht verstehen können: Da weint und schreit jemand 15 Minuten lang, wenn das Frühstück noch nicht fertig ist, oder jemand verletzt sich selbst, wenn er eine Minute warten soll.

In solchen Momenten habe ich manchmal den Impuls zu sagen: „Das ist jetzt echt kein Grund, sich aufzuregen." – Sie selbst haben bestimmt schon einmal die Erfahrung gemacht, wie es Ihnen damit geht, wenn das jemand zu Ihnen sagt, oder Sie können es sich zumindest vorstellen.

Es ist das A und O unserer Arbeit, dass wir unsere Klientinnen und ihre Themen ernstnehmen. Für uns sind manche Dinge Kleinigkeiten, aber für die Menschen, die wir begleiten, sind sie von Bedeutung und deswegen ist es unsere Aufgabe, diese wahr- und ernstzunehmen und sie nicht kleinzureden. Wenn wir uns dabei reflektieren, können wir mit Respekt, Wertschätzung und auf Augenhöhe unseren Klientinnen begegnen und sie bei der Emotionsregulierung unterstützen.

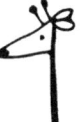

Im besten Fall können wir sie darin bestärken und fördern, damit sie ihre emotionale Kompetenz weiterentwickeln und ihre Emotionen selbst steuern können. Und wenn das nicht (sofort) funktioniert, schaffen wir immerhin eine Form der emotionalen Sicherheit, in der sich unsere Klientinnen sicher und angenommen fühlen können.

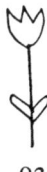

Bedürfnisse kennen als Verständnis-Brücke

„Je bewusster wir uns unserer Bedürfnisse sind, desto selbstbestimmter können wir leben und desto besser können wir andere Menschen verstehen." (Rosenberg, 2012: 15)

In Rosenbergs Zitat taucht ein wichtiger Aspekt auf: Nicht nur unsere Klientinnen, nein, auch wir als begleitende, assistierende Menschen haben Bedürfnisse – und zwar prinzipiell die gleichen wie unsere Klientinnen, auch wenn diese vielleicht aufgrund des unterschiedlichen emotionalen Entwicklungsalters anders ausgeprägt sind.

Senckel beschreibt zwei positive Folgen, die auftreten, wenn jemand die Erfahrung macht, verstanden zu werden: Erstens führt das dazu, dass Menschen sich angenommen fühlen, und zweitens wird das Bewusstsein für die eigene Gefühlslage gestärkt. „Dadurch wachsen Vertrauen und die Bereitschaft, sich mit schmerzlichen Erlebnissen, schwierigen Situationen und den eigenen Grenzen auseinanderzusetzen." (Senckel, 2017: 70)

Die Wertschätzung des Menschen mit allen Schwierigkeiten, Stärken und Schwächen, die jeder Mensch auf seine Art mitbringt, ist Basis für die Gewaltfreie Kommunikation. Laut Senckel bildet eine „wertneutrale und zugleich warmherzige Annahme" (ebd.: 70) auch die Voraussetzung für Veränderung: „Denn sie befreit den Blick, so dass mit nachlassender Angst allmählich alle Seiten der Person betrachtet werden können". (ebd.: 70)

Denken wir noch einmal an Richard (Alter 40 Jahre, kognitives Alter 3 Jahre und sozio-emotional in der Differenzierungsphase), der zu Beginn des Kapitels beispielhaft beschrieben wurde. Im besten Fall finden die Mitarbeiterinnen Möglichkeiten, wie sein Bedürfnis erfüllt werden kann: Es wird eine feste Bezugsbetreuung eingeführt, im Optimalfall eine Mitarbeiterin, die viel in der Wohngruppe präsent ist. Man überlegt sich, wie das Bedürfnis nach körperlicher Nähe befriedigt werden könnte: Mit Basaler Stimulation (ein therapeutisches Konzept entwickelt von dem Sonderpädagogen Andreas D. Fröhlich), einer regelmäßigen Massage, morgendlichem und abendlichem Hände-Eincremen oder etwas anderem.

Manchmal kommt es vor, dass bei uns mehrere Bedürfnisse gleichzeitig gestillt werden möchten. Sitzen wir zum Beispiel in einer Teamsitzung, erfüllen wir uns Bedürfnisse wie Gemeinschaft, Austausch, Teilhabe und Orientierung.

Gleichzeitig kann es passieren, dass wir sehr müde sind und dringend Erholung und Schlaf brauchen. Als vorausschauende Menschen können wir diesen vermeintlichen Widerspruch wahrnehmen und für uns klären, dass wir der Teamsitzung bis zum Ende beiwohnen werden, da die zuerst genannten Bedürfnisse wichtig sind und wir wissen, dass wir danach Zeit haben, uns auszuruhen und einen Mittagsschlaf zu machen. Wir brauchen also nicht direkt in der Teamsitzung unseren Kopf auf den Tisch zu legen und zu schlafen.

In diesem Moment haben wir unsere Bedürfnisse nach Schlaf und Erholung „geparkt". Dies ist möglich, wenn wir das Vertrauen haben, dass wir uns später auch wirklich um diese Bedürfnisse kümmern können.

 Das „Parken" von Bedürfnissen ist ein wesentlicher Schritt zu mehr Freiheit und eine Möglichkeit, gut für uns zu sorgen.

Bei Menschen mit kognitiver Behinderung erlebt man oft, dass Gefühle schwer geparkt werden können. Wenn ein Bedürfnis unerfüllt ist, kann die Erfüllung nicht warten. Es ist eine kognitive Leistung, warten und unerfüllte Bedürfnisse aushalten zu können. Vermutlich haben viele Menschen mit Behinderung auch die Erfahrung gemacht, dass sie nicht verlässlich darauf vertrauen können, dass ihre Bedürfnisse später erfüllt werden.

Es ist meines Erachtens wichtig, sich das bewusst zu machen. Dadurch entwickeln wir ein größeres Verständnis für die Situation, in der der Mensch ist, den wir begleiten, und wir können so versuchen, den Alltag daran anzupassen.

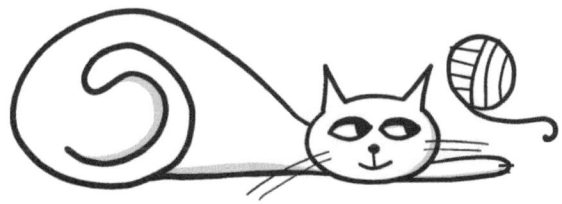

Verhaltensweisen besser verstehen

Leo schlägt in seiner Wohngruppe immer wieder andere Mitbewohnerinnen oder zieht sie an den Haaren. Wenn wir so etwas als Mitarbeiterin beobachten, ist unsere erste Reaktion, dazwischenzugehen und den anderen Klienten oder die Klientin zu schützen.

In diesem Moment geht Leos Verhalten auf Kosten der Bedürfnisse eines anderen Menschen, nämlich Unversehrtheit, Schutz, Sicherheit und Gesundheit. Dennoch ist es notwendig hinzuschauen, welche Bedürfnisse Leo hat. Auch wenn er sich nicht dazu äußern kann, ist es hilfreich, seine Bedürfnisse herauszufinden. Das bringt die Chance mit sich, Leo andere Strategien anzubieten, um seine Bedürfnisse zu erfüllen.

Welche Bedürfnisse stecken hinter Leos Verhalten? Was ist sein „guter Grund", der hinter seinem Verhalten steckt? Diese Fragen sind schwierig zu beantworten, vor allem wenn Leo sich selbst nicht dazu äußert.

Wir können also nur vermuten. Die folgende Liste mit möglichen Gründen ist nicht vollständig und kann von Ihnen erweitert werden. In der linken Spalte finden Sie immer ein mögliches Bedürfnis, in der rechten Spalte eine Beschreibung von verschiedenen fiktiven Situationen.

Die nachfolgende Tabelle soll deutlich machen, welche unterschiedlichen Gründe hinter der Handlung „Haare ziehen" oder „Mitbewohner schlagen" stecken können.

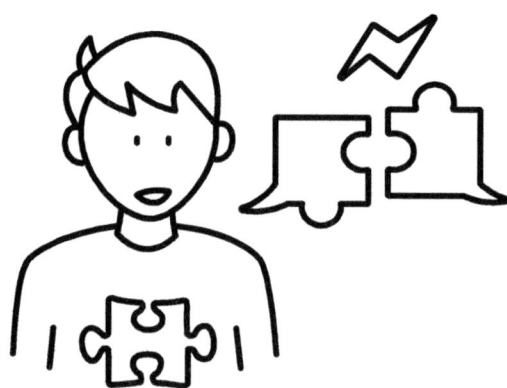

Mögliches Bedürfnis	Kurze Ausführung einer Situation und des möglichen Bedürfnisses
Ruhe	Leos Mitbewohnerin schreit immer wieder oder klatscht in die Hände, während sie Musik hört. Leo ist genervt, weil er Ruhe braucht.
Bewegung	Leo sitzt schon den ganzen Tag in seinem Zimmer und findet für sich selbst keine Aktivität. Da er auch von Mitarbeiterinnen nicht beschäftigt wird, ist er auf der Suche nach etwas, das ihn in Bewegung bringt; er steht auf und läuft zu einer Mitbewohnerin, um sie an den Haaren zu ziehen. Hierbei spürt er seine Kraft, die er in seinen Armen und Händen hat, und ist körperlich aktiv.
Nähe und Kontakt	Leo mag die Mitbewohnerin gerne, kann aber Körperkontakt schwer aushalten. Gleichzeitig hat er das Bedürfnis nach Nähe und Kontakt. Indem Leo seine Mitbewohnerin schlägt, versucht er, sich beide Bedürfnisse zu erfüllen.
Struktur und Ordnung	Leo braucht eine klare Struktur und Ordnung. Er ist überfordert oder gereizt, wenn diese nicht vorhanden ist. Seine Mitbewohnerin bringt regelmäßig Unordnung in seine Struktur, zum Beispiel räumt sie die Bücher um, die in einer bestimmten Reihenfolge aufgestellt sind. Leo ist wütend und geht deswegen auf seine Mitbewohnerin los.
Lernen und Entwicklung	Vielleicht ist Leo bezüglich der emotionalen Entwicklung in der Differenzierungsphase und ist gerade dabei, zu lernen, wo die eigenen Körpergrenzen sind. Es ist ein wichtiger Entwicklungsschritt, wenn Kinder anfangen, sich aus der Symbiose zu lösen und Körpergrenzen zu testen. Typische Verhaltensweisen hier sind z.B. an den Haaren ziehen oder Finger ins Auge stecken. Leo versucht, sich auf diese Art und Weise seine Bedürfnisse nach Lernen und Entwicklung zu erfüllen.

Mögliches Bedürfnis	Kurze Ausführung einer Situation und des möglichen Bedürfnisses
Wirksamkeit	Eine Mitbewohnerin schreit, wenn man sie an den Haaren zieht oder sie schlägt. Außerdem interveniert eine Mitarbeiterin und reagiert auf dieses Verhalten. Dadurch erlebt Leo einerseits seine eigene Kraft und erfährt zusätzlich eine zweifache Reaktion auf sein Verhalten. So kann er sich auf mehreren Ebenen als wirksam erleben.
Anerkennung bzw. Sicherheit	Vielleicht liegt Leos emotionales Entwicklungsalter zwischen vier und sechs Jahren und er befindet sich in der Ödipalen Phase. Kinder stellen in dieser Zeit fest, dass auch die einzelnen Beziehungspartner wichtige Beziehungen untereinander haben. Dadurch entstehen soziale Ängste und es können Neid und Eifersucht aufkommen. Bei Kindern in diesem Alter gehört es zur normalen Entwicklung, verschiedene Strategien auszuprobieren, um die eigene Position zu behaupten. Leos Verhalten kann eine solche Strategie sein.
Sicherheit und Orientierung	Vor allem bei neuen Mitarbeiterinnen ist Leo unsicher, wie die Reaktion auf bestimmte Verhaltensweisen ist. Leo schlägt also eine Mitbewohnerin und zieht ihr an den Haaren, um auszuprobieren, wie die (neue) Mitarbeiterin darauf reagiert und ob sie ihn trotz seines Verhaltens noch mag.
Kontinuität und Sicherheit	Leo ist in einer Familie aufgewachsen, in der Gewalt zum Alltag gehört und er vielleicht selbst Schläge bekommen hat. Daher kann es sein, dass es ihm um eine Form der Beständigkeit geht, wenn er seine Mitbewohnerin schlägt. Gewalt ist über eine lange Zeit Teil seines Alltags gewesen und sein Verhalten erfüllt ihm die Bedürfnisse nach Sicherheit und Kontinuität.
Gesundheit	Leo hat Schmerzen und kann diese schwer zuordnen oder aushalten und macht deswegen etwas kaputt.
Entlastung	Leo ist überfordert: Es ist ihm gerade alles zu viel, es wurden Anforderungen an ihn gestellt, eine Dekoration passt nicht in seine Vorstellung von Ordnung oder jemand hat etwas gesagt, das er nicht verarbeiten kann. Er wünscht sich Entlastung und findet sie im Zuschlagen.

Die möglichen Gründe für Leos Verhalten sind vielfältig und es ist sehr hilfreich herauszufinden, welche Bedürfnisse dahinterstecken. Wenn wir ausschließlich versuchen, ihm das Verhalten abzugewöhnen, werden wir höchstwahrscheinlich nicht weit kommen.

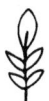 *Nur wenn wir seine Bedürfnisse kennen, können wir Strategien finden, die wir Leo als Alternativen anbieten können.*

Wenn es Leo um Wirksamkeit geht, werden wir ihm andere Strategien anbieten, als wenn er das Bedürfnis nach Sicherheit oder nach Nähe hat. Es gibt immer viele verschiedene Wege und Möglichkeiten sich Bedürfnisse zu erfüllen. Also wäre die Frage, ob wir Strategien für Leo finden, mit denen er sich sein Bedürfnis erfüllen kann – und zwar nicht auf Kosten seiner Mitbewohnerinnen!

Der Heil- und Sonderpädagoge Georg Theunissen geht mit seinem Konzept der Positiven Verhaltensunterstützung (PVU) in eine ähnliche Richtung. Erkenntnisse, die aus Studien hervorgegangen und handlungsbestimmend für die PVU sind, hat er in seinem Buch „Autismus und herausforderndes Verhalten" zusammengefasst.

Er betont, dass herausfordernde Verhaltensweisen kontextbezogen sind (Lebensbedingungen wie Raumgestaltung usw. spielen eine wesentliche Rolle). Sie dienen „einem persönlichen Zweck" und erfüllen eine oder mehrere Funktionen. (vgl. Theunissen, 2019: 135) Einige Leitfragen der funktionalen Problembetrachtung der PVU sind: „Was will die Person mit ihrem Verhalten bezwecken? Was will sie uns mitteilen? Welche Bedeutung hat ihr Verhalten?" (ebd.: 201).

Die Anwendung der PVU ist um einiges komplexer als die des bedürfnisorientierten Ansatzes, da sie unter anderem biografische Ereignisse, Kontextfaktoren sowie erlernte Verhaltensweisen mit in den Blick nimmt. Die PVU und die Gewaltfreie Kommunikation ergänzen sich gut. Es ist ein Gewinn für die Arbeit – vor allem, wenn man mit Menschen mit herausforderndem Verhalten zu tun hat –, sich mit beiden zu befassen.

Übung

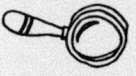
Suchen Sie sich eine Klientin oder einen Klienten aus, die oder der regelmäßig herausfordernde oder anstrengende Verhaltensweisen zeigt.

Gehen Sie nun eine Bedürfnisliste (siehe Anhang ab S. 164) durch und überlegen Sie sich alle Bedürfnisse, die möglich sind. Versuchen Sie, Dinge nicht von vornherein auszuschließen.

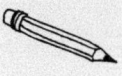
Schreiben Sie zunächst alle möglichen Bedürfnisse auf. Egal, wie realistisch oder unrealistisch Ihnen diese vorkommen. Finden Sie mindestens fünf Bedürfnisse, gerne auch mehr.

Legen Sie die Liste nun beiseite und nehmen Sie sie erst 1–2 Tage später noch einmal in die Hand. Sind Ihnen weitere Bedürfnisse eingefallen? Ergänzen Sie diese gerne.

Dann schauen Sie in Ruhe die Liste durch. Welche Bedürfnisse scheinen Ihnen am passendsten zu sein?

Verbinden Sie sich nach und nach mit all diesen Bedürfnissen.

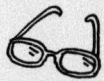
Welche Strategien haben Sie für die Erfüllung dieser Bedürfnisse?

Wie fühlt es sich an, wenn die Bedürfnisse nicht erfüllt sind?

Für ein größeres Verständnis: Stellen Sie sich vor, wie es ist, wenn Ihre Strategien nicht zur Erfüllung beitragen, und wie es ist, wenn sich die Bedürfnisse erfüllen.

Körperliche Beschwerden

Menschen mit einer geistigen Behinderung zeigen und spüren Schmerzen oder Unwohlsein oftmals auf andere Art und Weise als Menschen ohne Behinderung. Wenn sie sich dahingehend nicht ausdrücken können, braucht es von den Mitarbeiterinnen eine hohe Sensibilität und Beobachtungsgabe, um herauszufinden, ob körperliche Beschwerden die Ursache für bestimmte Verhaltensweisen sind. (vgl. Martin, 2015: 91–96)

Selbstverständlich sollte der Verdacht auf Schmerzen, Nebenwirkungen von Medikamenten oder anderes körperliches Unwohlsein immer ärztlich abgeklärt und ausgeschlossen werden, bevor weiter pädagogisch gearbeitet wird.

Die Chancen der Empathie

Rosenberg zitiert in seinem Buch **Die Sprache des Friedens sprechen** den US-amerikanischen Politiker Adlai Stevenson: „Wer menschliche Bedürfnisse versteht, hat sie schon zur Hälfte erfüllt." (Rosenberg, 2006: 31)

Gerade in Situationen, in denen wir Bedürfnisse möglicherweise nicht direkt erfüllen können, ist es hilfreich, diese zumindest im Bewusstsein zu haben und empathisch zu sein. Auch Hanna Brodersen berichtet von dem Sohn einer Trainerin für Gewaltfreie Kommunikation, der sagte: „Meine Bedürfnisse wurden nicht immer erfüllt, aber ich konnte stets darauf vertrauen, mit ihnen wahrgenommen zu werden!" (Brodersen, 2018: 36)

Sie schreibt, dass Wünsche (also Strategien zur Erfüllung der Bedürfnisse) und Bedürfnisse nicht immer direkt erfüllt werden können: „Kinder brauchen nicht die Illusion, dass sich alle Wünsche erfüllen lassen. Sie brauchen die Sicherheit, mit ihren Wünschen gesehen zu werden und diese behalten zu dürfen" (ebd.: 36). In Brodersens Buch geht es speziell um Kinder. Ich bin davon überzeugt, dass dies für Menschen jeden Alters gilt.

Eine sehr eindrückliche Situation, in der ich genau das erlebte, was Rosenberg und Brodersen beschreiben, war folgende:

*Ich sollte einen Klienten abends beim Zähneputzen begleiten.
Als ich ihn bat, mit mir ins Bad zu gehen, löste dies eine kurze
Diskussion zwischen uns aus. Er betonte, dass er nicht gehen
möchte, und ich versuchte, ihm zu erklären, dass es sehr wichtig
sei, Zähne zu putzen. Er wurde wütend und ich realisierte,
dass es gerade nichts brachte, mit ihm zu diskutieren.*

*Ich setzte mich neben ihn und fragte nach, warum er nicht
gehen wollte. Er begann, seinen Ärger darüber zu äußern, dass
manchmal jemand mit ihm Zähneputzen geht und manchmal
nicht. Ich verstand ihn und formulierte meine erste Frage: „Es
ärgert Dich, dass manchmal jemand mitkommt und manchmal
nicht und Du fändest es gut, wenn das einfach regelmäßig wäre,
oder?" Er stimmte zu und äußerte weiter seinen Ärger.*

*Meine zweite Frage daraufhin war: „Wäre es Dir wichtig,
dass Du Dich einfach darauf verlassen kannst, dass jeden Tag
jemand von uns mit Dir Zähne putzen geht?". Auch hier
bejahte er und es kehrte kurz Ruhe ein. Etwa eine halbe Minute
später schaute er mich an und fragte: „Gehen wir jetzt?"*

Diese Situation war sehr einprägsam. Ich konnte ihm in der Situation nicht versprechen, dass jeden Tag eine Mitarbeiterin Zeit hat, ihn zu begleiten, aber ich konnte seinen Ärger und seinen Frust darüber verstehen und sprach das aus. Allein dies entspannte ihn.

Wesentlich an der Situation war, dass ich ihm nicht Empathie gab mit dem Ziel, dass er dann mit mir Zähne putzen geht, sondern bei mir ein wirkliches Interesse bestand, zu verstehen, um was es ihm ging. Nur, wenn dieses Interesse tatsächlich besteht und ich mit meinem Verhalten nicht bezwecke, dass sich mein Gegenüber so verhält, wie ich das gerne hätte, kann Empathie wirklich etwas bewirken.

Auch für den Psychologen und Psychotherapeut Carl Rogers ist Empathie neben Wertschätzung und Kongruenz in der Haltung (Authentizität) ein tragendes Element seines Konzeptes der Klientenzentrierten Gesprächstherapie: „Diese höchst sensible Einfühlung ist wichtig, um es einem Menschen zu ermöglichen, dass er sich selbst nahekommt, dass er lernt, sich wandelt und entwickelt." (Rogers, 2010: 216)

Rogers beschreibt, dass Menschen oftmals Angst davor haben, die Welt des anderen aufzunehmen und die Welt auf die Art und Weise des anderen zu sehen. Die Angst rühre daher, dass diese Sicht möglicherweise eine Veränderung bei sich selbst mit sich bringt, und dem Menschen Veränderungen widerstreben. Das führe dazu, dass wir Menschen und deren Welt ausschließlich mit unseren eigenen Augen ansehen, was mit Analyse und Bewertung einhergeht und keine Form von Verständnis ist. (vgl. ebd.: 216) „Doch wenn jemand versteht, was für ein Gefühl es ist, ich zu sein, ohne mich zu analysieren oder zu richten, in einer solchen Atmosphäre kann ich blühen und wachsen." (ebd.: 217)

Wenn wir nun bedenken, dass sich die Gewichtung der Bedürfnisse im Laufe des Lebens – vor allem abhängig von der sozio-emotionalen Entwicklung des Menschen – verändert, wird noch deutlicher, wie wichtig es ist, den Fokus bei Menschen mit Behinderung auf die Bedürfnisse zu legen. „Menschen mit Behinderung zeigen häufig emotionale Bedürfnisse aus den ganz frühen Lebensjahren. Dies ist erklärbar zum Beispiel durch frühe gesundheitliche Krisen, Trennungen durch Krankenhausaufenthalte und vieles mehr." (Sautter-Ott, 2018: 1)

Menschen mit geistiger Behinderung haben aufgrund ihrer Lernschwierigkeiten oft Schwierigkeiten, Situationen richtig einzuschätzen. Außerdem fällt es ihnen häufig schwer, gesammelte Erfahrungen auszuwerten. Dadurch treten Ängste besonders stark und häufig auf. (vgl. Luxen, 2003: 245) Hinzu kommt, dass vielen Menschen mit Lernschwierigkeiten nur eingeschränkte Bewältigungsmechanismen zur Verfügung stehen, wodurch sie sich in vielen Situationen hilflos fühlen und ihre Ängste ggf. verstärkt werden. (vgl. ebd.: 245-246)

Häufig ist es für Menschen mit Behinderung schwieriger, Urvertrauen zu entwickeln. Dieses fehlende oder nur schwach ausgebildete Urvertrauen hat Auswirkungen auf die Lebensgrundstimmung. Dafür ist es von großer Bedeutung, sich bei der Arbeit mit Menschen mit Intelligenzminderung mit dem Aufbau und der Ausgestaltung der Beziehung zu beschäftigen, da „auch die Entfaltung der verbliebenen geistigen Möglichkeiten von einer sicherheitsspendenden, emotional erfüllten Beziehung" abhängt (Senckel, 2015: 44).

Wie Rogers, Rosenberg, Senckel und andere deutlich machen, ist eine wertschätzende und empathische Haltung nicht nur hilfreich, sondern Voraussetzung für eine gute Beziehung.

Vor allem Menschen mit kognitiver Behinderung sind sexueller, körperlicher und psychischer Gewalt häufiger ausgesetzt als Menschen ohne Behinderung. Frauen mit Behinderung betrifft das „zwei- bis dreimal häufiger als Frauen im Bevölkerungsdurchschnitt" (Bundesministerium für Familie, 2021).

Zwei Chancen eröffnen sich unter dem Aspekt der Gewaltfreien Kommunikation:

Durch die Haltung der GFK stärken wir Klientinnen darin, mit ihren Gefühlen und Bedürfnissen im Kontakt zu sein und besser für sich zu sorgen, da sie erleben, dass ihre Bedürfnisse und ihr Wohlbefinden wichtig sind und respektiert werden.

Mit Empathie und einer wohlwollenden und wertschätzenden Haltung verbessern wir außerdem die Beziehung und erhöhen damit die Chance, dass die Klientinnen mit uns sprechen, wenn etwas vorgefallen ist. Wenn sie die Erfahrung machen, dass sie ernstgenommen werden, steigen das Vertrauen und die Sicherheit, uns wichtige persönliche Dinge anvertrauen zu können.

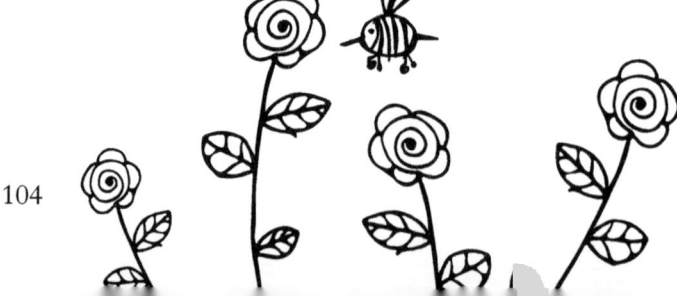

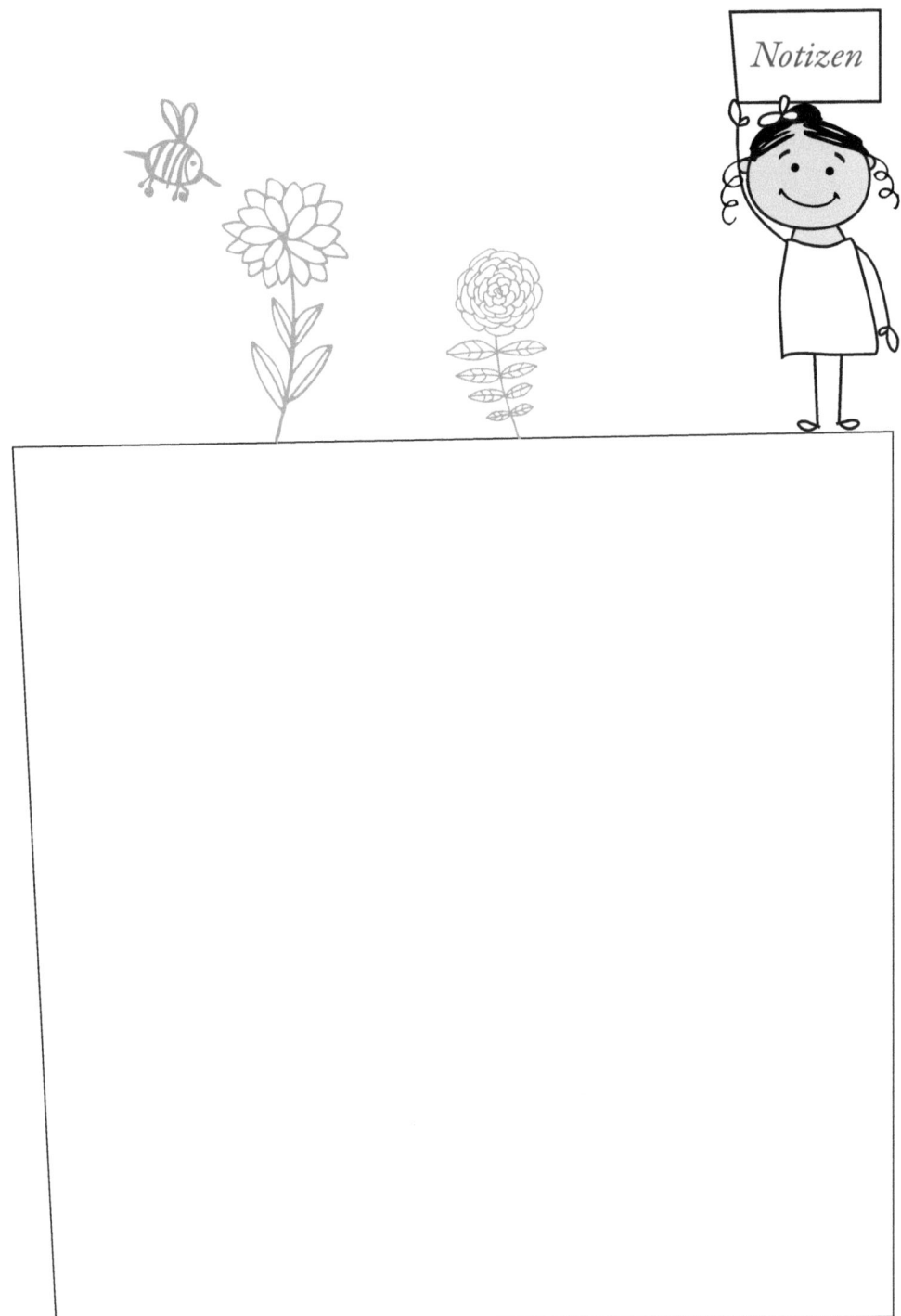

Notizen

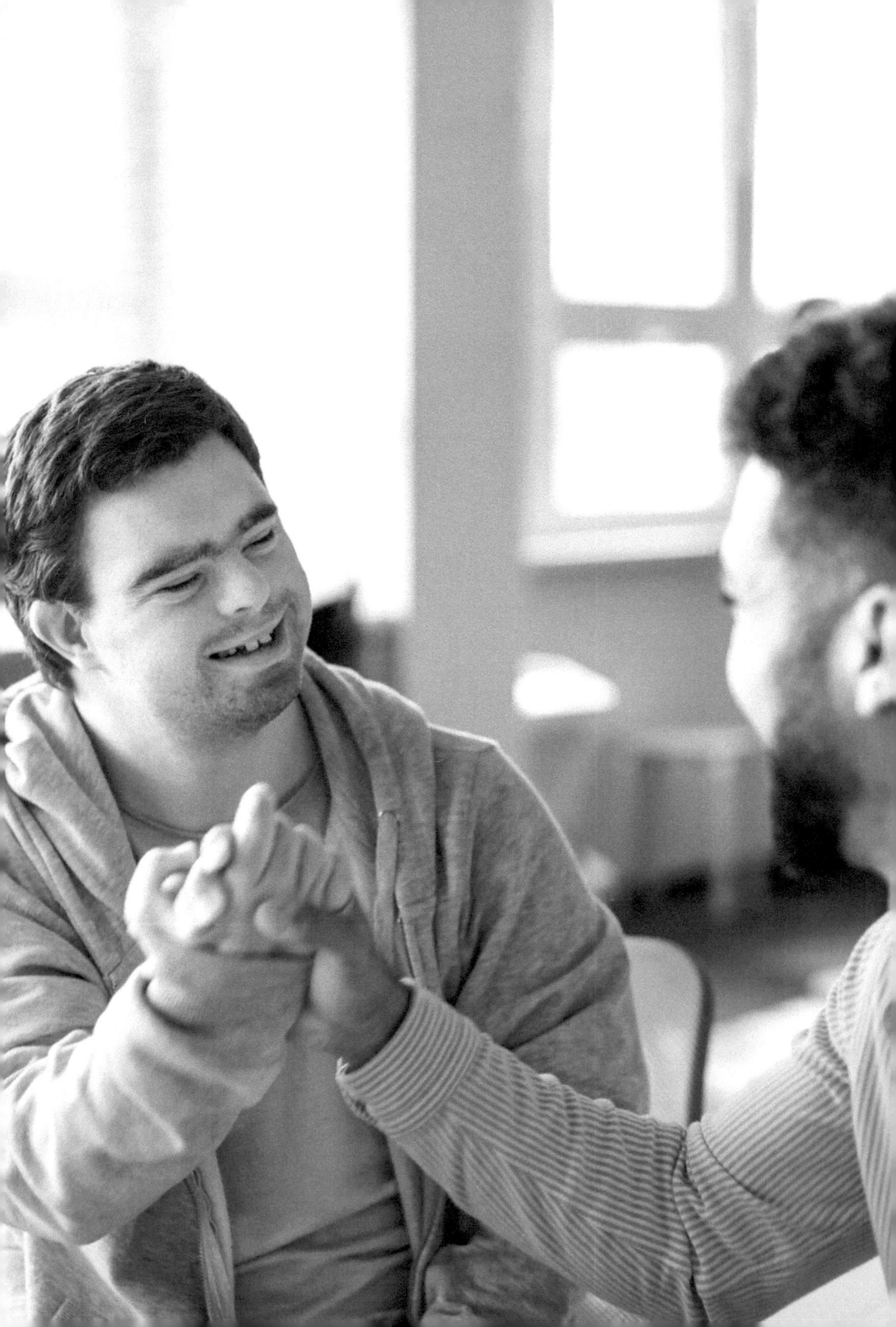

EMPATHIE UND DAS
VIER-OHREN-MODELL

Philipp kommt aus der Werkstatt zurück und berichtet: „Jana hat mich schon wieder geschlagen. Auf dem Weg zum Mittagessen bin ich an ihrem Platz vorbeigelaufen und sie hat mir einfach in die Seite gehauen." Jede Mitarbeiterin wird auf diese Situation anders reagieren. Ein paar mögliche Beispiele:

Reaktion	Inhalt
„Lauf das nächste Mal doch einfach andersherum, sodass du nicht an Jana Platz vorbeikommst."	Ratschläge, Tipps
„Ich habe vorhin mit Martin telefoniert. Der hat erzählt, dass du auf dem Weg in die Cafeteria an Jana vorbeigelaufen bist und deine Tasche gegen Janas Stuhl gestoßen ist. Da ist Jana so erschrocken, dass sie dich geschlagen hat, aber das war ja wohl nicht so fest."	Verbessern
„Ach, das wird schon wieder. Wenn Jana sich an die neuen Mitarbeiterinnen gewöhnt hat, entspannt sie sich und dann hört das auch wieder auf."	Trösten, Ermutigung
„Schon wieder? Dich erwischt es echt auch jedes Mal. Wie ärgerlich."	Mitleid
„Naja, aber Jana hat ja zum Glück nicht so viel Kraft. Dann hat das bestimmt nicht so richtig wehgetan oder sieht man irgendwo etwas?"	Abschwächen
„Das hat sie doch schon mal gemacht. Seit wann macht sie das? Und wie oft? Jedes Mal, wenn du an ihr vorbeiläufst?"	Verhören
„Oh wie nervig. Ich hatte auch mal so eine in meiner alten Werkstattgruppe. Immer wenn man an der vorbeigelaufen ist, hat sie einen geschlagen."	Eigene Geschichte
„Naja, aber wundert dich das, wenn du immer so dicht an ihr vorbeiläufst?"	Belehren
„Ja, doof. Aber komm, jetzt machen wir zusammen Abendessen."	Ablenken
„Ach komm, lach doch da drüber. Das tut doch nicht weh und jetzt ist es ja auch vorbei."	Über den Mund fahren
„Was? Schon wieder? So eine doofe Kuh. Also das geht echt gar nicht."	Verurteilung des anderen
„Versuch mal, Jana zu verstehen. Für sie ist alles neu in der Werkstatt. Da muss sie sich erstmal dran gewöhnen."	Empathie für den anderen

Wenn Sie sich nun in Philipp hineinversetzen, merken Sie bestimmt, dass keine dieser (überspitzten) Reaktionen so abläuft, dass sie sich richtig anfühlt. Wie könnte eine Reaktion aussehen, die Philipp wirklich hilft?

 Es ist Empathie, die Philipp an dieser Stelle braucht.

Was genau ist Empathie? Wenn wir empathisch auf jemanden reagieren, schauen wir auf das, was im anderen in dem Moment an Gefühlen und Bedürfnissen lebendig ist. Es ist kein kognitives, intellektuelles Wissen über die Gefühle und Bedürfnisse des Gegenübers, sondern reine Präsenz für das, was im anderen aktuell lebendig ist. Da braucht es oft nicht einmal Worte, sondern lediglich ein „Da-Sein" und Zuhören. Man ist da, hört dem oder der anderen zu und „schwingt" sozusagen mit.

Es gibt Redewendungen wie: „In den Schuhen des anderen gehen" oder „Die Welt aus der Sicht des anderen sehen", die gut beschreiben, was Empathie ist. Sie ist ein Sich-Einlassen auf die Gefühlswelt und die Bedürfnisse des anderen – unabhängig davon, was die Person sagt oder auch nicht ausspricht.

Wenn jemand zum Beispiel nicht reden möchte oder, wie es bei unseren Klientinnen manchmal vorkommt, nicht reden kann, braucht es ein Zuhören mit allen Sinnen: zum Beispiel eine genaue und sensible Beobachtung mit einer Fokussierung auf Gefühle und Bedürfnisse.

Manchmal denken wir, dass Empathie bedeutet, zu schauen, was in der Vergangenheit passiert ist. In Philipps Situation könnte das so klingen: „Als Jana dich geschlagen hat, warst du ganz schön verletzt und traurig, oder?" Empathie und Präsenz bedeutet jedoch, zu schauen, was JETZT gerade an Gefühlen und Bedürfnissen da ist. Also fragen wir bei Philipp:

 „Wie geht es dir jetzt, wenn du an die Situation mit Jana denkst?"

Die Empathie, die den Fokus auf das Hier und Jetzt und auf die Gefühle und Bedürfnisse des Gegenübers legt, ist ein Geschenk, das wir vor allem dann brauchen, wenn uns etwas unangenehm beschäftigt.

Das Vier-Ohren-Modell der GFK kann uns helfen, unsere Empathiefähigkeit zu üben. Dieses Modell wird nun an einem Beispiel vorgestellt.

Stellen Sie sich vor, dass Ihr Kollege Max zu Ihnen sagt: „Dein Verhalten der Auszubildenden gegenüber war aber nicht sehr professionell."

Wie reagieren Sie? Werden Sie wütend oder sind Sie verletzt, wenn jemand so etwas zu Ihnen sagt? Können Sie seine Aussage verstehen?

Jeder Mensch würde anders reagieren. Das folgende Vier-Ohren-Modell der GFK, das vom klassischen Modell von Friedemann Schulz von Thun abweicht, zeigt vier Möglichkeiten auf, wie eine Aussage gehört werden kann. Vor allem bei Kritik, Urteilen und Vorwürfen kann es sehr hilfreich sein, sich dieser Ohren bewusst zu werden und sich darin zu üben, bestimmte Ohren „aufzusetzen".

Schuldohren innen und außen

Häufig reagieren wir ohne Übung mit einem der Schuldohren. Eine mögliche Reaktion von Ihnen, die Sie entweder sagen oder nur denken, ist:

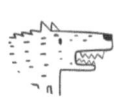

„Ja, das stimmt. Da habe ich mich echt im Ton vergriffen. Was hat mich denn da geritten, dass ich so mit ihr gesprochen habe? Ich muss mich entschuldigen."

Sie sehen an diesem Beispiel schon: Sie schämen sich dafür, wie Sie vorhin mit der Auszubildenden gesprochen haben. Sie geben Max Recht und verurteilen sich dafür, wie Sie sich vorhin verhalten haben. Das nennen wir in der GFK „Schuldohren innen".

Wenn man etwas mit den Schuldohren (oder auch Wolfsohren) nach innen hört, richtet man seine Urteile, die durch das Gesagte entstehen, gegen sich selbst. Man hat Gedanken wie: „Mit mir stimmt etwas nicht. Ich habe falsch gehandelt." Daraus entsteht Wut gegen sich selbst in Form von Scham- und Schuldgefühlen.

Es kann aber auch sein, dass Sie folgendermaßen reagieren:

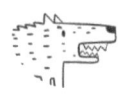

„Das sagst gerade du. Du weißt doch selbst nicht mal, wie man sich professionell benimmt. Was bildest du dir ein, mir zu sagen, wie ich mit der Auszubildenden umgehen soll. Außerdem hast du keine Ahnung, was alles schon davor passiert ist. Halte dich einfach raus."

Auch dies kann entweder nur gedacht oder auch ausgesprochen werden. Sie reagieren auf die Aussage von Max mit Wut und Abwehr, hier vermutlich überspitzt dargestellt. Auf Max' „Angriff" folgt ein „Gegenangriff".

Wenn man etwas mit den Schuldohren (oder auch Wolfsohren genannt) nach außen hört, richtet man seine Urteile, die durch das Gesagte ausgelöst wurden, gegen den anderen. Man hat den Gedanken: Mit dem anderen stimmt etwas nicht. Die Reaktion ist geprägt von Wut und Ärger gegen den anderen.

Was ist Ihre Erfahrung? Erkennen Sie sich wieder? Diese Reaktionen können schwach bis ausgeprägt sein, also eher harmlos bis hin zu massiver Beleidigung bzw. Selbstbezichtigung.

Sie können sich bestimmt vorstellen, was beide Reaktionen langfristig in Ihnen oder in der Beziehung zu Ihren Kolleginnen bewirken.

Verständnisohren innen und außen

Hilfreicher sind die zwei Verständnisohren, die Sie ebenfalls aufsetzen können und die Sie dabei unterstützen, Empathie sich selbst und dem anderen entgegenzubringen.

Beginnen Sie damit, die Verständnisohren nach innen zu üben. Es gibt den Grundsatz:

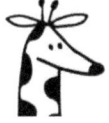

Selbstempathie kommt vor Empathie. Nur wenn ich mit mir im Reinen bin und Empathie bekommen oder mir selbst gegeben habe, bin ich frei und kann mich gänzlich auf mein Gegenüber einlassen, um die Welt aus der Sicht des anderen zu sehen.

Schauen wir uns nun die beiden Verständnisohren an:

Wenn ich etwas mit den Verständnisohren (oder auch Giraffenohren) nach innen höre, schaue ich auf das, was durch das Gesagte in mir ausgelöst wurde und was dadurch in mir lebendig ist. Ich frage mich also: Was fühle und brauche ich? Dann verbinde ich mich mit meinem Gefühl und meinem Bedürfnis. Ich gehe in die Selbstempathie, in ein mitfühlendes Verständnis für mich.

Denken wir wieder an Max und seine Aussage, das Verhalten sei nicht professionell gewesen. Hier ein paar Ideen, was der Satz möglicherweise ausgelöst hat:

Aussage	Gefühl / Bedürfnis
„Ich merke, dass ich irritiert bin, da mir nicht ganz klar ist, was Max mit ‚nicht professionell' meint. Ich brauche Klarheit."	**Gefühl: irritiert** **Bedürfnis: Klarheit**
„Puh, da steigt grad eine Wut in mir hoch. Ich möchte, dass Max sieht, was ich schon alles im Vorhinein versucht habe. Mir geht es um Anerkennung und Wertschätzung für das, was ich schon probiert habe."	**Gefühle: wütend, ärgerlich** **Bedürfnis: Anerkennung und Wertschätzung**
Auch kann es sein, dass ich schon in eine Art Bedauern komme: „Wenn Max das so sagt, merke ich eine Traurigkeit. Mir wird bewusst, dass ich vorhin in einer Art und Weise mit der Auszubildenden gesprochen habe, die nicht mit meinen Werten übereinstimmt. Mir ist wichtig, dass ich allen Menschen auf Augenhöhe begegne und als gleichwertige Gesprächspartnerin. Das habe ich vorhin im Gespräch nicht so umgesetzt, wie es mir wichtig wäre."	**Gefühl: traurig** **Bedürfnisse: Gleichwertigkeit, Augenhöhe**

Wenn ich etwas mit den Verständnisohren (oder auch Giraffenohren) nach außen höre, schaue ich auf das, was im anderen lebendig ist und worum es ihm geht. Ich frage mich also: Was fühlt und braucht mein Gegenüber? Ich gehe in die Empathie, also in ein mitfühlendes Verständnis für den anderen.

In unserem Beispiel schaue ich also, was Max zu seiner Aussage bewegt hat. Ich konzentriere mich auf die Intention hinter seinen Worten.

Möglicherweise war Max irritiert, besorgt oder auch wütend. Ihm geht es darum, dass man allen Menschen respektvoll und wertschätzend begegnet. Ihm ist wichtig, dass wir uns im Team auf Augenhöhe begegnen, und außerdem geht es ihm um Fürsorge für die Auszubildenden.

Übung

Denken Sie an einen Satz, den vor kurzem jemand (privat oder beruflich) zu Ihnen gesagt hat, bei dem Sie mit einem der ersten beiden Ohren reagiert haben.

Schreiben Sie diesen auf.

Dann gehen Sie alle diese vier Ohren durch. Im Anhang (S. 166) finden Sie das folgende Übungsblatt in groß, welches Sie dafür verwenden können.

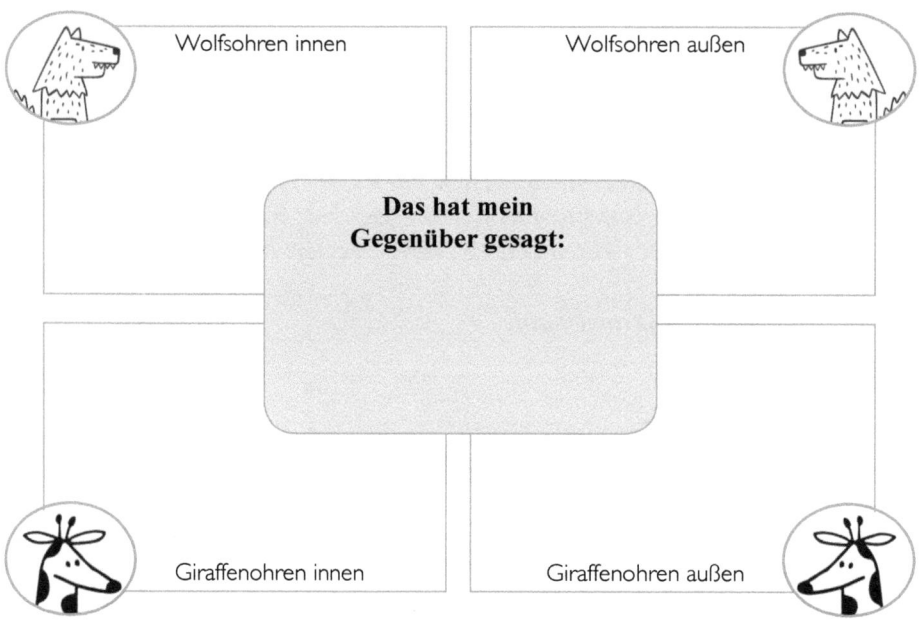

Wolfsohren innen

Wolfsohren außen

Das hat mein Gegenüber gesagt:

Giraffenohren innen

Giraffenohren außen

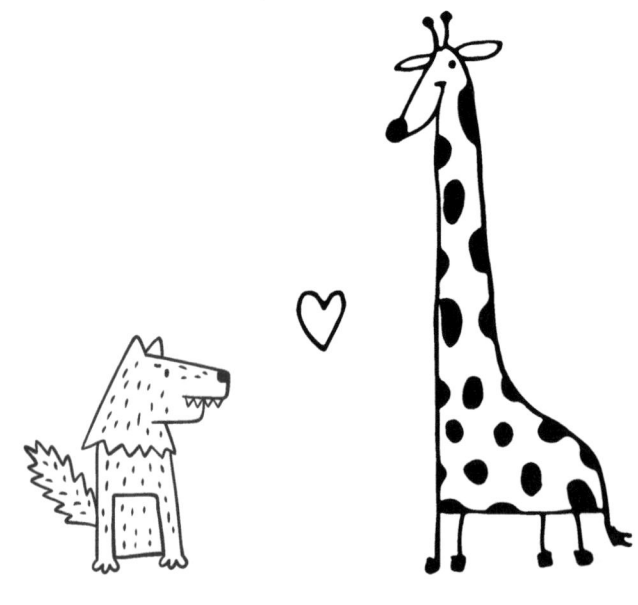

114

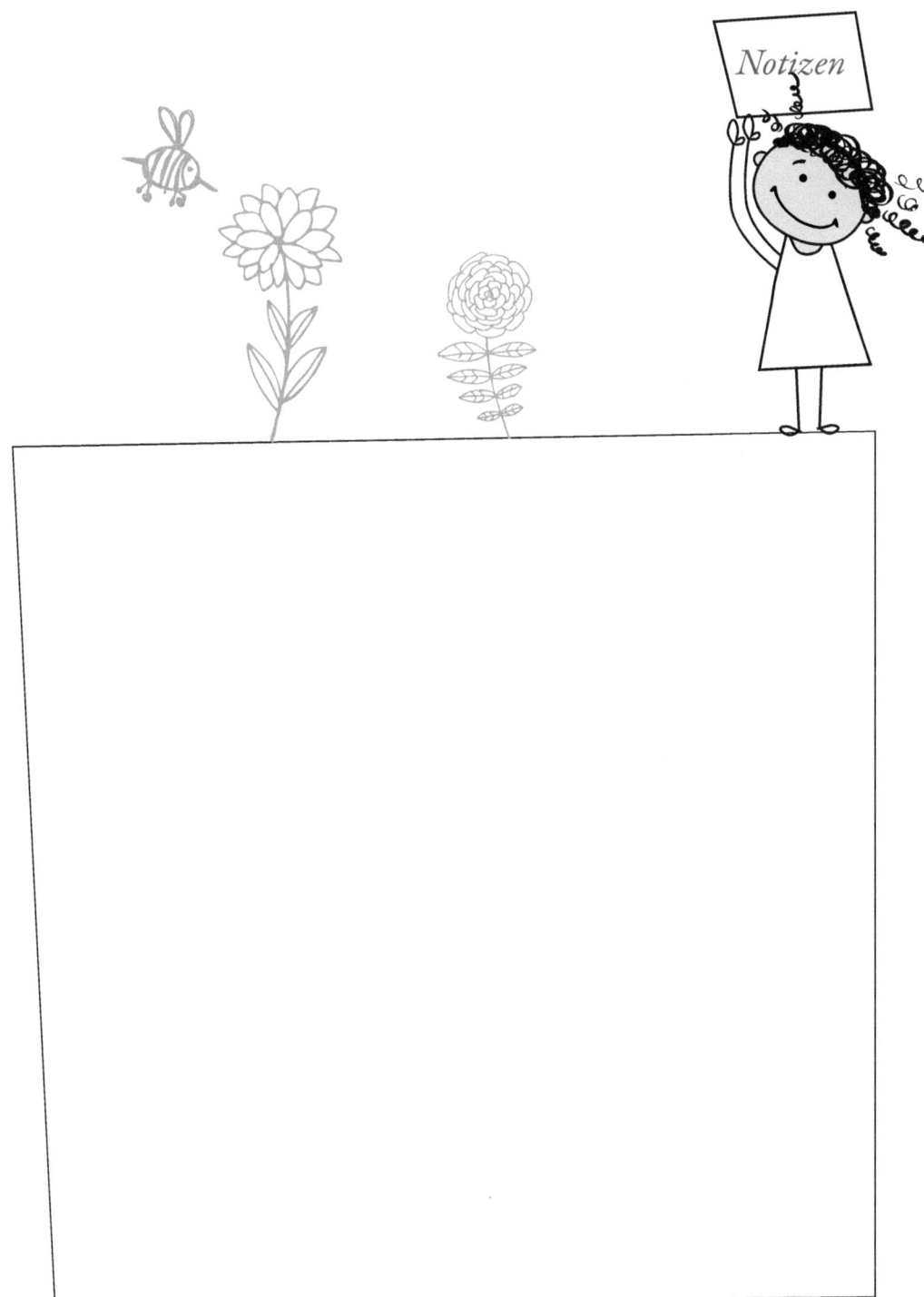

Notizen

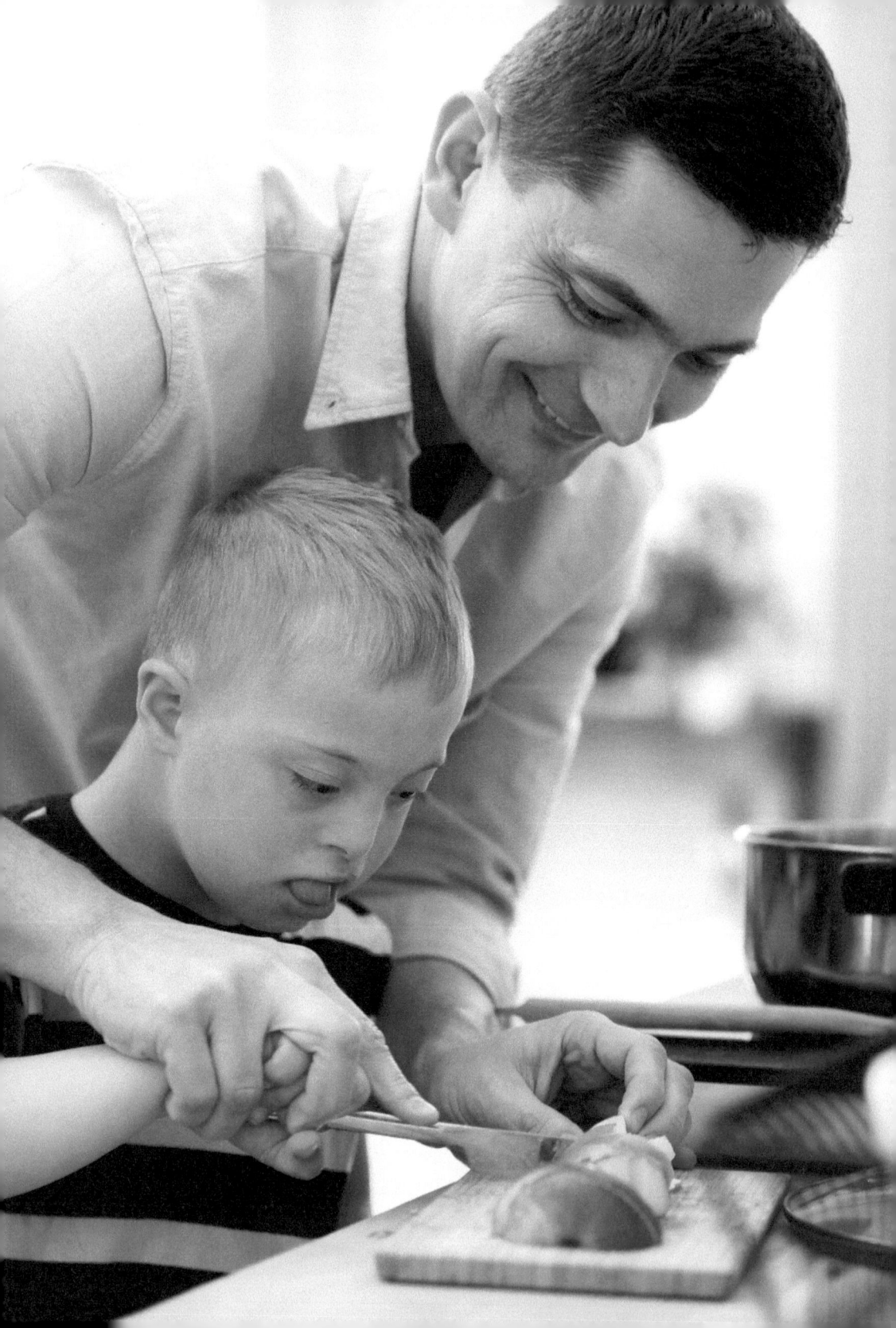

BESCHÜTZENDE UND BESTRAFENDE MACHT

„Das Ziel der beschützenden Anwendung von Macht ist einzig zu schützen – weder zu bestrafen noch zu beschuldigen oder zu verurteilen."

(Rosenberg, 2016: 177)

Immer wieder überkommt mich ein ungutes Gefühl, wenn mir bewusst wird, in welcher Machtposition ich mich täglich befinde: Ich als Mitarbeiterin kann und könnte entscheiden, was es zu essen gibt, ob meine Klientinnen einen Spaziergang machen können, wer wann einkaufen gehen darf. Ich kann Schokolade zur Verfügung stellen oder diese in der verschlossenen Küche lassen. Es ist meines Erachtens eine der wichtigsten Aufgaben, diese Machtposition dauernd zu reflektieren, Maßnahmen zu hinterfragen und bewusst und sensibel diese Entscheidungen zu treffen.

Hilfreich ist hierfür die Unterscheidung zwischen beschützender und bestrafender Macht. (vgl. Larsson & Hoffmann, 2013: 92-94)

Aus welcher Macht heraus wir handeln, erkennen wir an unserer Intention, die hinter unserer Handlung steckt und wie wir uns nach unserem möglichen Eingreifen in eine Situation verhalten.

Ich möchte den Unterschied an einem Beispiel deutlich machen:

Simone wirft beim Essen in der Schule regelmäßig mit Geschirr. Werten wir dieses Verhalten als falsch und schicken Simone vom Tisch weg oder nehmen ihr etwas weg, das sie gerne mag, bestrafen wir sie für ihr Verhalten. Wenn wir sagen, es sei falsch, wie sie gehandelt hat und wir der Meinung sind, sie bräuchte eine Konsequenz oder Bestrafung, handeln wir mit bestrafender Macht.

Wenn Simone jedoch Geschirr wirft und wir dazwischengehen, um andere Schülerinnen zu schützen, und auch Simone selbst, damit sie später nicht in die Scherben tritt, handeln wir mit beschützender Macht. Uns geht es nicht darum, dass Simone falsch gehandelt hat und sie bestraft werden muss, um ihr Verhalten zu ändern, sondern lediglich um die Sicherheit der Schülerinnen.

Auch wenn ein Klient zum Beispiel auf eine viel befahrene Straße laufen möchte und wir ihn festhalten, ist das eine Form von beschützender Macht, obwohl wir sogar körperliche Gewalt anwenden. Hier ist bedeutsam, wie wir nach der Situation damit umgehen. Wenn wir schimpfen bzw. bestrafen, ist es bestrafende Macht.

Es ist erforderlich, nach einem Fall von beschützender Macht, ins Gespräch zu kommen und mit dem Menschen gemeinsam zu schauen, welche Bedürfnisse unerfüllt waren: Beim anderen, also wieso er so gehandelt hat und auch, welches Bedürfnis wir uns erfüllt haben, indem wir interveniert haben. Wesentlich ist, dass wir uns immer bewusst sind, aus welcher Intention heraus wir agieren und ob wir mit beschützender oder bestrafender Macht handeln.

Bei diesem Aspekt geht es nicht nur um Geschirr, das geworfen wird, oder die Gefahr, wenn jemand auf die Straße läuft. Es fängt bei kleinen Dingen an, in denen wir unsere Macht dauernd reflektieren sollten:

Der zehnjährige Finn sollte aufgrund ärztlicher Anweisung zur Stabilisierung und Korrektur Orthesen an den Beinen tragen. Er kann sie aber nicht leiden. Jeden Morgen weint und schreit er, wenn ihm die Orthesen angezogen werden.

Für die Physiotherapeutinnen in der Schule ist es daher schon zur Gewohnheit geworden, Finn jeden Morgen gegen seinen Willen die Orthesen anzuziehen. Ihre Erfahrungen und die Studienlage zeigen, dass Orthesen als medizinische Hilfsmittel wichtig sind, um Fehlstellungen zu verhindern.

Hier sind die Physiotherapeutinnen in einem großen Dilemma: Einerseits wissen sie, dass die Orthesen für Finns Gesundheit wichtig sind, andererseits sehen sie die Not, die Finn jeden Tag dadurch hat. Es ist daher unabdingbar, dass die Physiotherapeutinnen einen Schritt zurückgehen und sich zunächst Finns Bedürfnisse bewusst machen. Auch Finn hat das Recht, Entscheidungen zu treffen und Dinge abzulehnen. Ein erster Schritt wäre, dass die Physiotherapeutinnen Finn seine Gefühle und Bedürfnisse spiegeln und ihm erst einmal zeigen, dass sie ihn verstehen.

Dann finden sich womöglich Wege, wie man seine Bedürfnisse genauso erfüllen kann. Möchte er zu diesem Zeitpunkt lieber mit seinen Klassenkameradinnen spielen? Hat er Schmerzen und es braucht eine Alternative? Wünscht er sich Bewegung, die dadurch eingeschränkt ist, und gibt es einen Weg, ihm trotz Orthesen Bewegung zu ermöglichen? Vielleicht ist Finn zum Zeitpunkt des Anlegens der Orthesen noch müde, möchte lediglich seine Ruhe haben und lässt sie sich fünf Minuten später ohne Probleme anziehen. Dafür braucht es jedoch den Fokus auf Finns Bedürfnisse sowie auf die der Physiotherapeutinnen, um sich anschließend alternative Strategien zu überlegen, damit die Bedürfnisse aller erfüllt werden können.

Die Gratwanderung, auf der wir uns täglich bewegen, ist immer wieder eine große Herausforderung. Einerseits möchten wir das Recht auf Selbstbestimmung, Autonomie sowie – ja, auch – Verwahrlosung wahren, andererseits haben wir eine Fürsorgepflicht und sehen uns mit der häufig auftretenden Schwierigkeit konfrontiert, Konsequenzen (langfristig) richtig einzuschätzen. Zum Beispiel wie viel (insbesondere Süßigkeiten) jemand essen darf oder ob es zu regelmäßiger Bewegung kommt.

Wenn eine Klientin mit Prader-Willi-Syndrom ständig in die Küche gehen könnte und immer alles essen dürfte, was sie mag, hätte sie sicherlich starkes Übergewicht. Dann könnte die Ärztin ihr zwar sagen, welche Auswirkungen das auf ihren Körper und die Psyche haben könnte. Da die Klientin jedoch eventuell nicht einschätzen kann, was das genau bedeutet, würde sie weiter essen.

Für eine Klientin mit Diabetes, die den ganzen Tag Süßigkeiten isst und Cola trinkt, kann eine falsche Ernährung sogar den Tod bedeuten. Ist es da nicht unsere Aufgabe, sie davor zu schützen und zu verhindern, dass sie sich krank isst, wenn wir wissen, dass sie gerne lebt und ansonsten gesund ist?

Es ist wesentlich, sich immer wieder anzuschauen, wo es unsere Pflicht ist, mit beschützender Macht einzugreifen, wo sie anfängt und auch, wo sie aufhört – wann wir also nicht eingreifen sollten, weil der Mensch das Recht auf Selbstbestimmung und sogar auf Verwahrlosung hat. Wir brauchen dringend das Bewusstsein darüber, welche Macht wir in jedem einzelnen Moment haben und dass wir unfassbar behutsam und achtsam damit umgehen.

 *Menschen mit Behinderung haben die gleichen Rechte wie Menschen ohne Behinderung und sollten auch so behandelt werden. Und dazu gehört ein wertschätzender und respektvoller Umgang ohne bestrafende Macht und nur in wirklich wichtigen Momenten die Anwendung beschützender Macht.*

In unserer Machtposition als Mitarbeiterin, als Vertrauensperson und als gesetzliche Betreuung sollten wir uns immer wieder mit unserer Macht auseinandersetzen und uns bewusstmachen, aus welcher Intention wir handeln.

Hier hilft die Unterscheidung zwischen beschützender und bestrafender Macht.

Beschützende Macht

- Der andere bringt sich, mich oder jemand anderen in Gefahr, daher interveniere ich schützend.

Bestrafende Macht

- Der andere hat etwas falsch gemacht und soll lernen, es nicht mehr zu machen. Deshalb folgt eine Bestrafung.

Übung

*Überlegen Sie sich eine Situation, in der Sie das letzte
Mal mit bestrafender Macht reagiert haben.*

*Welche Bedürfnisse waren unerfüllt, so dass
Sie bestrafende Macht eingesetzt haben?*

Wie könnte man dies in beschützende Macht umwandeln?

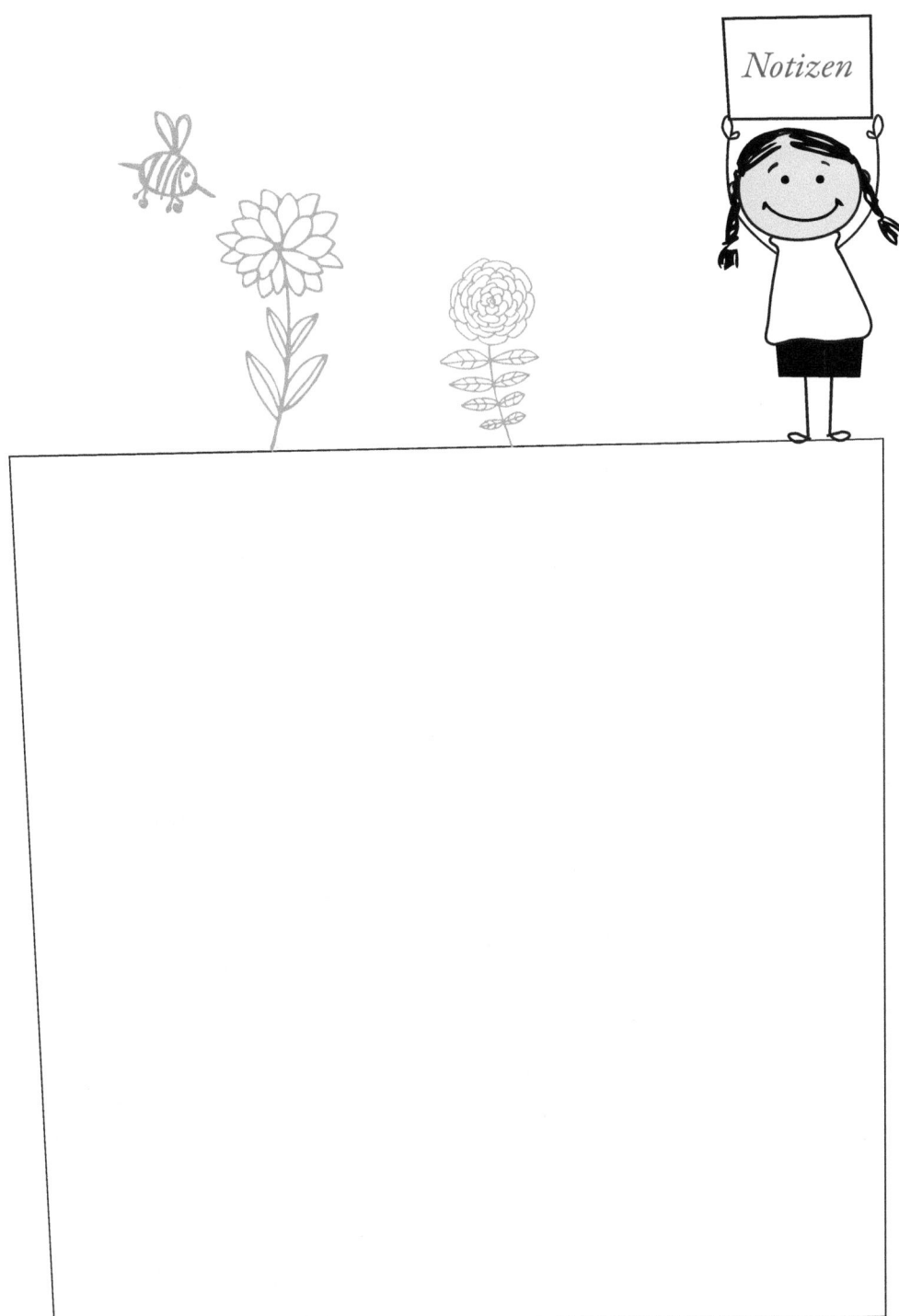

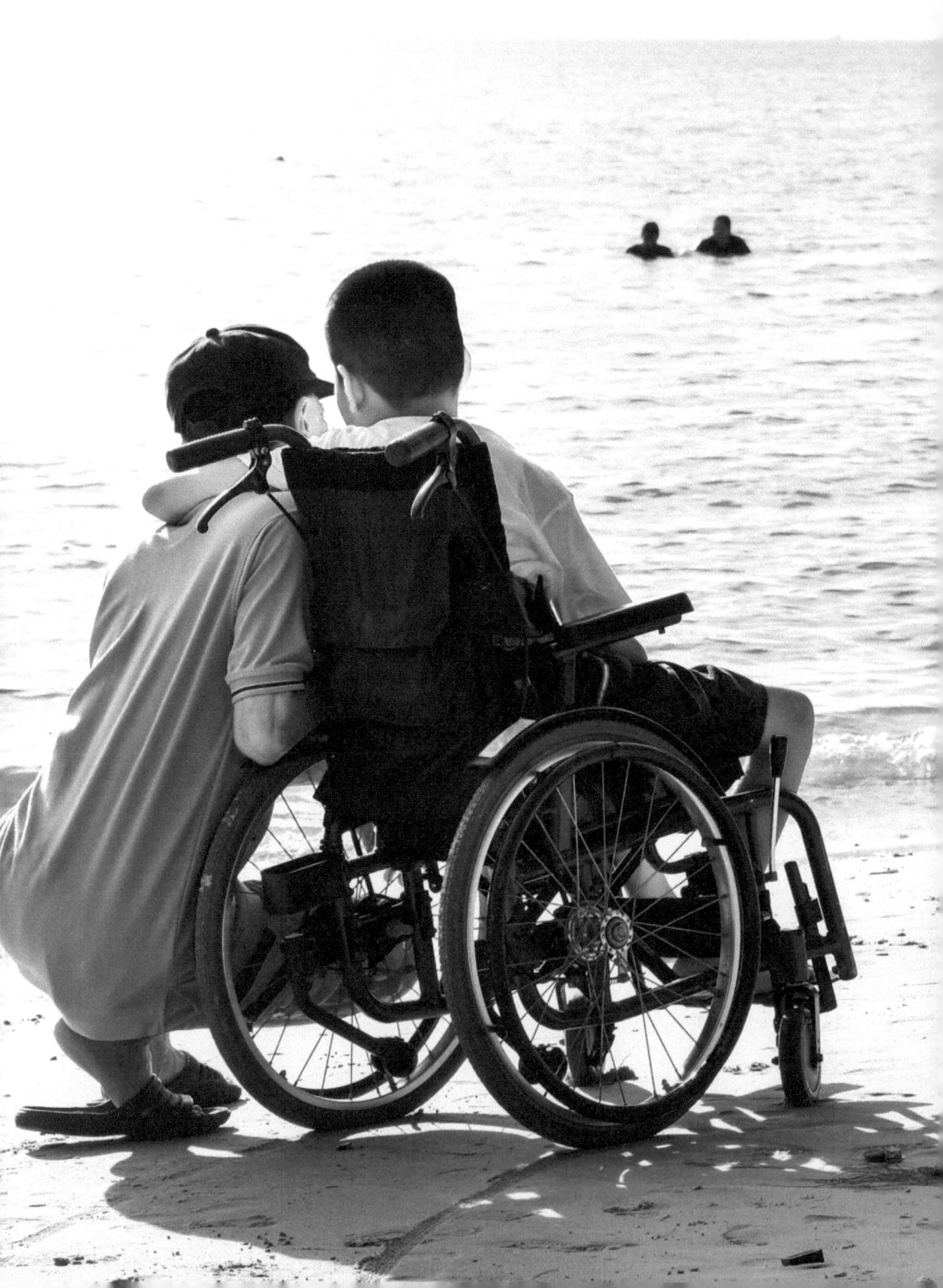

„MACHT MIT" UND „MACHT ÜBER"

Die Klientin Lina braucht neue Schuhe und das Sanitätshaus fragt, ob die Schuhe mit Schnürsenkeln oder mit Klettverschluss ausgestattet werden sollen. Eines der Ziele in Linas Gesamtplan ist, dass sie sich selbstständig anziehen kann. Da Lina keine Schuhe binden kann, wären Schuhe mit Klettverschluss praktisch. Dies würde Lina unabhängiger von den Mitarbeiterinnen machen. Sie könnte sich ihre Schuhe selbst an- und ausziehen, wenn sie zum Beispiel nach draußen gehen oder sich hinlegen möchte.

Fragt man Lina, welche Schuhe sie haben möchte, bevorzugt sie eindeutig Schnürschuhe. Sie mag die Klettschuhe nicht so gern. Nun sind wir in einem Dilemma: Es ist für uns eine Arbeitserleichterung, wenn sie nicht jedes Mal Hilfe braucht, wenn sie Schuhe an- oder auszieht, und es ist ein festgeschriebenes Ziel, alles in der Einrichtung dafür zu tun, dass Lina eigenständiger und selbstständiger wird. Vielleicht möchte sie langfristig sogar in einer eigenen Wohnung leben, in der dann nicht immer eine Mitarbeiterin zur Verfügung steht. Und gleichzeitig möchte sie lieber Schnürschuhe statt Klettschuhe.

 Wie geht man nun damit um, dass wir für Lina etwas anderes als richtig und wichtig ansehen als sie selbst?

Lina ist bei diesem Aspekt die Selbstständigkeit nicht so wichtig. Sie findet einfach die Schuhe mit Klettverschluss nicht so schön wie Schnürschuhe. Es könnte auch sein, dass sie es genießt, wenn sich die Mitarbeiterin regelmäßig die Zeit nimmt, um ihr die Schuhe an- oder auszuziehen. Wir kommen später noch einmal zu Lina zurück.

Wenn wir uns im Bereich „Macht über" Menschen befinden, gehen wir davon aus, dass unsere Bedürfnisse wichtiger sind als die der anderen. Wenn wir zum Beispiel Menschen mit Bestrafung drohen – oder sie tatsächlich bestrafen –, weil sie etwas gemacht haben, was wir nicht wollten, oder auch im umgekehrten Fall: Wenn wir sie belohnen, weil sie das gemacht haben, was wir von ihnen erwartet haben. Also wenn wir unsere Macht und unsere Fähigkeiten dafür nutzen, um andere dazu zu bewegen, sich so zu verhalten, wie wir es uns wünschen. (vgl. Larsson & Hoffmann: 84–86)

Betrachten wir nochmals den Fall von Simone: Auch hier reagieren wir mit „Macht über" sie, wenn unsere Bedürfnisse nach Fürsorge und Sicherheit wichtiger sind als ihr Bedürfnis nach Wirksamkeit oder Ruhe und wir sie bestrafen, nachdem sie Geschirr geworfen hat.

Das Problem beim Konzept „Macht über" ist nicht nur, dass es auf Kosten des anderen und der gemeinsamen Beziehung geht, sondern dass sich das bestrafende Verhalten häufig rächt, zum Beispiel in Form von Gewalt oder versteckten Aktionen. Damit sind Situationen gemeint, in denen sich die Person ihr Bedürfnis heimlich erfüllt – sie verprügelt ihren Klassenkameraden, wenn die Lehrkraft wegschaut, oder Simone wirft erst dann mit Geschirr, wenn man aus dem Raum geht.

Erhält der Schüler Luca eine Rüge und eine Strafarbeit, weil er seinen Klassenkameraden geschlagen hat, kann es sein, dass Luca damit aufhört. Die Lehrkraft hat also das Ziel erreicht, dass Luca sein Verhalten ändert. Dies macht Luca aber nicht unbedingt aus Rücksichtnahme und einem Verständnis für seinen Klassenkameraden, sondern aus Angst vor einer weiteren Strafe oder Rüge.

 Im Gegensatz dazu bedeutet „Macht mit", sich klarzumachen, dass die Bedürfnisse von allen beteiligten Personen wichtig sind.

Wir stellen nicht unser eigenes Bedürfnis über das anderer, sondern nehmen wahr, dass das Bedürfnis des anderen genauso bedeutend ist wie mein eigenes. Das bedeutet nicht, dass wir die Strategie akzeptieren (wenn sie zum Beispiel selbst- oder fremdgefährdend ist). Aber wir erkennen das Bedürfnis, welches dahintersteckt, als gleichwertig an. Um „Macht mit" den Menschen zu schaffen, sollten wir den Menschen „zeigen, dass wir an ihren Bedürfnissen genauso interessiert sind wie an unseren eigenen" (Rosenberg, 2006: 40).

Was bedeutet das für die Praxis?

Natürlich gehen wir dazwischen, wenn Simone Geschirr wirft – hier spielt die vorhin beschriebene beschützende Macht eine wesentliche Rolle. Es ist jedoch von zentraler Bedeutung, dass wir das Bedürfnis von Simone wahrnehmen und es als wichtig betrachten. Das heißt, wir bestrafen sie nicht für ihren Versuch, ihr Bedürfnis zu erfüllen oder belohnen sie, wenn sie unser Bedürfnis erfüllt statt ihr eigenes. Wir nutzen vielmehr unsere Ressourcen und unsere Macht, um gemeinsam mit ihr Strategien zu finden, wie wir die Bedürfnisse aller erfüllen können – Strategien, in der ihr Bedürfnis nach Wirksamkeit oder Ruhe, das Bedürfnis ihrer Klassenkameradinnen nach Gesundheit, Sicherheit und Schutz und unser Bedürfnis nach Fürsorge genährt werden.

Wie das konkret aussehen kann, ist sehr individuell und immer abhängig von den Interessen, Fähigkeiten und Bedürfnissen der beteiligten Personen.

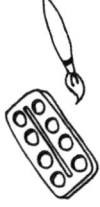

Wenn es Simone um Wirksamkeit geht, sollten Beschäftigungen gefunden werden, in denen Simone sich als wirksam erleben kann, hier nur ein paar Beispiele: Entscheidungen allein treffen, Altglas wegbringen, für die Klassenkameradinnen etwas erledigen, was diese dann freut, handwerkliche und kreative Tätigkeiten wie Plastizieren, Malen oder Nähen.

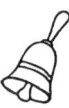

Ist das Werfen von Geschirr ein Versuch, sich Ruhe zu erfüllen, da ihr die anderen beim Mittagessen zu laut sind, sollte man überlegen, ob die Sitzordnung geändert werden kann. Dies alles mit dem Ziel, ihr verschiedene Optionen zu bieten, für ihre Bedürfnisse zu sorgen und gleichzeitig die Klassenkameradinnen zu schützen.

Wie könnte man Linas Situation lösen? Welche Bedürfnisse haben die Mitarbeiterinnen, wenn sie Lina Klettschuhe kaufen möchten, und was sind Linas Bedürfnisse, dass sie lieber Schnürschuhe hat? Nur wenn alle Bedürfnisse bekannt sind, kann womöglich ein Weg gefunden werden, der sie erfüllt.

Ist man sich der Bedürfnisse bewusst, kommen zum Beispiel folgende Strategien in Frage:

- *Bestellt man Schnürschuhe und übt jeden Tag mit ihr, Schuhe zu binden?*

- *Kann man Hilfsmittel wie z.B. magnetische Verschlüsse ausprobieren, mit denen sie die Schnürschuhe allein anziehen kann?*

- *Kann ihr Wunsch, dass Mitarbeiterinnen regelmäßig Zeit für sie haben, auf anderem Wege erfüllt werden?*

- *Gibt es Klettschuhe, die Lina genauso schön findet wie Schnürschuhe?*

- *Oder findet man eine Bindetechnik, die
  Lina leichter lernen kann?*

- *Bietet das Sanitätshaus Schnürschuhe mit
  seitlichem Reißverschluss an?*

Die Voraussetzung ist, dass die Bedürfnisse von allen Beteiligten ange-schaut werden und die Mitarbeiterinnen nicht einfach eine Entscheidung treffen, nur weil sie diejenigen sind, die mit dem Sanitätshaus telefonieren.

Eines sollten wir immer im Bewusstsein haben: Es ist das Leben der Klientinnen und wir sollten ihnen viel mehr Entscheidungsräume und Selbstbestimmung bieten, als es bisher in vielen Wohngruppen der Fall ist. Mitarbeiterinnen einer Wohngruppe oder Werkstatt und auch gesetzliche Betreuungen sind Assistenzen bzw. Begleitungen und sollten sich auch als solche verstehen, indem sie sich dafür einsetzen, dass die Rechte der Menschen mit Behinderungen in den Fokus gerückt werden und damit auch ihre Wünsche entscheidend sind.

Menschen ohne Behinderung können Entscheidungen treffen und letztlich auch Dinge tun, die Außenstehende als selbstschädigend ansehen: Sei es rauchen, sich ungesund ernähren und keinen Sport machen oder auch in einer vermüllten Wohnung leben.

Menschen mit Behinderung wird das Recht, solche Entscheidungen für sich zu treffen und ein solches Leben zu führen, häufig abgesprochen. Auch hier können wir uns mit den Menschen auf die Suche nach den zu-grundeliegenden Bedürfnissen machen und vielleicht Wege finden, wie die-se erfüllt werden können – ohne, dass sich jemand in Gefahr bringt. Und wenn wir keine alternativen Strategien finden, haben auch Menschen mit Behinderung ein Recht auf Verwahrlosung.

Eine der größten Herausforderungen in diesem Themenkomplex „Macht" ist, dass wir es in Wohngruppen meistens mit erwachsenen Menschen zu tun haben, die ihr Leben lang bestrafender Macht und „Macht über andere Menschen" ausgesetzt waren. In Kindergarten und Schule wird es um einiges leichter fallen, das Konzept von „Macht mit" Menschen um-zusetzen, da das Verhalten noch nicht durch jahrelange Prägung beeinflusst wurde. Dies wird deutlich in Aussagen von Klientinnen wie: „Wenn ich meine Tasche nicht auspacke, darf ich nicht einkaufen gehen." oder „Ges-tern habe ich rumgeschrien. Deswegen darf ich nicht mit."

Auch wenn mittlerweile anders mit solchen Situationen umgegangen wird, sind diese Erfahrungen von früher tief in den Klientinnen verwurzelt. Umso wichtiger ist es, dass wir uns weiter auf den Weg begeben, einen anderen Umgang mit Macht zu etablieren.

> *Auch wenn wir die Macht über ihr Leben den Klientinnen so gut es geht selbst übertragen sollten, kann es sein, dass wir an manchen Punkten weiterhin eine Form von Macht ausüben.*
>
> *Um eine wertschätzende Macht auf Augenhöhe zu etablieren, ist die Unterscheidung zwischen „Macht mit" und „Macht über" sehr hilfreich.*
>
> ### Macht mit
>
> - *Die Bedürfnisse aller sind gleich wichtig.*
>
> ### Macht über
>
> - *Das eigene Bedürfnis ist wichtiger als das der anderen.*

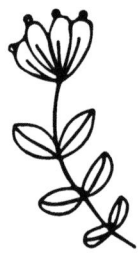

Übung

Überlegen Sie sich eine Situation, in der Sie im Alltag mit „Macht über" reagieren. Schreiben Sie Folgendes auf:

Beobachtung

- Was haben Sie konkret beobachtet? Achten Sie darauf, die Situation aus der Kameraperspektive zu betrachten.

Bedürfnis bei Ihnen

- Welches Bedürfnis haben Sie sich durch das Handeln mit „Macht über" erfüllt?

- Was brauchen Sie? Ist es ein Bedürfnis oder sind es mehrere?

Bedürfnis beim Gegenüber

- Welches Bedürfnis hat sich das Gegenüber mit seiner Strategie erfüllt?

- Welches Bedürfnis blieb durch Ihr Handeln mit „Macht über" unerfüllt?

- Wie könnte man dies in „Macht mit" umwandeln?

- Wie könnten Sie dafür sorgen, dass Ihre und die Bedürfnisse des Gegenübers erfüllt werden?

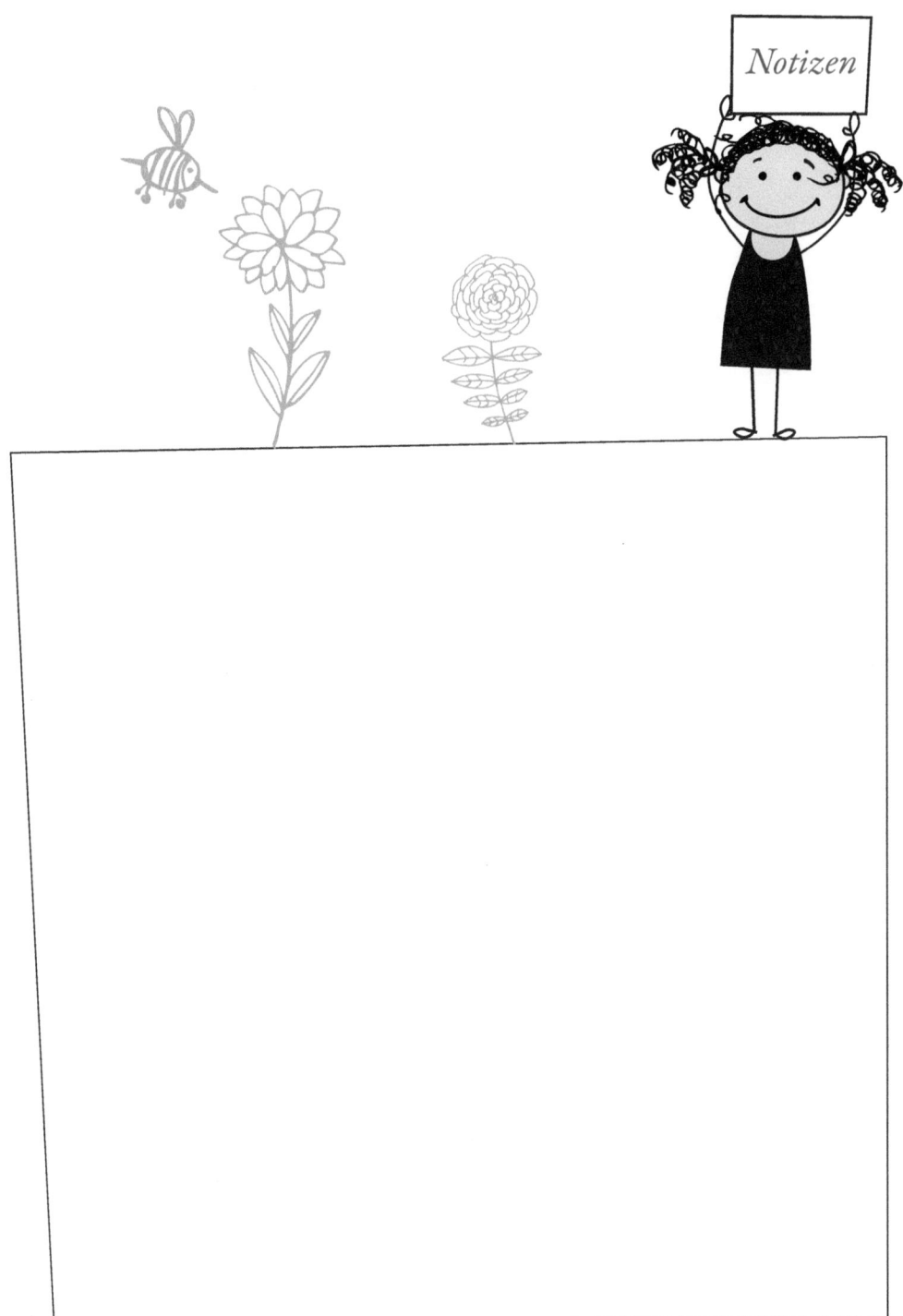

Notizen

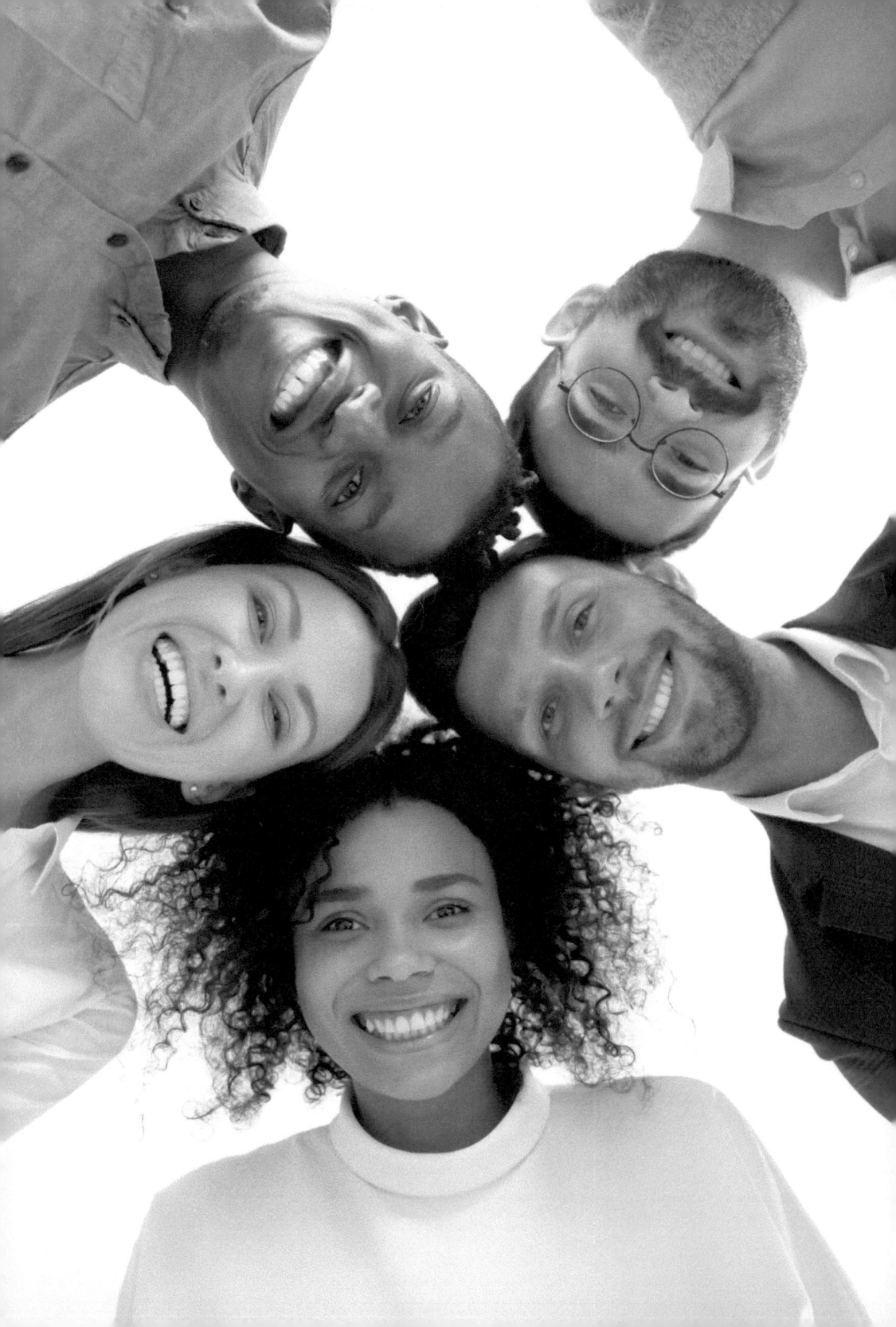

GEWALTFREIE
KOMMUNIKATION IM TEAM

Dass Gewaltfreie Kommunikation eine Bereicherung für ein Team ist, muss vermutlich nicht ausdrücklich erwähnt werden.

Kommunikation ist eine wesentliche Grundlage für Zusammenarbeit und Teamarbeit. Konflikte, Missverständnisse und Schwierigkeiten können die Atmosphäre in jeder Gruppe von Menschen – sei es im privaten oder im beruflichen Kontext – prägen. Die Schwierigkeiten haben verständlicherweise Einfluss auf die (Un-)Zufriedenheit der Mitarbeiterinnen im Arbeitsalltag. Häufig fehlt auch der Mut, Störungen anzusprechen oder es gibt unglückliche Formulierungen beim Thematisieren von Problemen.

Wenn sich Mitarbeiterinnen mit Gewaltfreier Kommunikation beschäftigen und diese zu leben lernen, achten sie mehr auf ihre Formulierungen. Sie trauen sich, schwierige Themen anzusprechen, weil sie einen Weg kennen, wie man Störungen kommunizieren kann. Das kann dazu führen, dass Mitarbeiterinnen den Fokus auf ihre gemeinsamen Bedürfnisse legen. Sie verlassen somit die konfliktbehaftete Strategie-Ebene und wechseln auf eine Ebene der Gemeinsamkeiten – nämlich die Ebene der Bedürfnisse –, wo sie dann auch zu einer Lösung finden können.

Was kann man machen, wenn die Kolleginnen keine große Motivation zeigen, sich mit Gewaltfreier Kommunikation zu beschäftigen? Bringt es auch etwas, wenn sich nur eine Person im Team damit auseinandersetzt?

Meine Antwort lautet: Ja, es bringt etwas. Natürlich ist es einfacher, wenn sich alle im Team damit beschäftigt haben und auf ihre Kommunikation achten, aber bis dahin ist es noch ein weiter Weg. Wieso warten, bis es so weit ist?

Immer wieder können uns Gedanken durch unseren Kopf gehen wie zum Beispiel: „Dieser Kollegin sollte man mal GFK beibringen."

Wenn ich mich bei diesem Gedanken ertappe, weiß ich: Es ist Zeit für Selbstempathie. Es geht meines Erachtens nämlich nicht darum, jemanden von diesem Konzept zu überzeugen und auch nicht, der Meinung zu sein, GFK funktioniere nur, wenn es alle können. Mein Team – meine Kolleginnen und insbesondere ich selbst – profitiert davon, wenn ich entscheiden kann, welche Ohren ich aufsetze.

Wenn ein Kollege mit einem „Redeschwall" an Schimpfen und Meckern an mich herantritt, kann es sehr hilfreich sein, mir die Verständnisohren des Vier-Ohren-Modells bewusst zu machen. Es hilft, wenn ich in diesem Moment nicht denke, dass ich für seine Gefühle verantwortlich bin, sondern mir seine Gefühle und Bedürfnisse zunächst nur anschaue. Manchmal funktioniert das erst hinterher, wenn die Situation bereits vorbei ist, manchmal aber auch schon direkt in der Situation. Daher sehe ich in der GFK für jeden einzelnen Menschen einen Gewinn, auch wenn sich nur ein Teammitglied mit Gewaltfreier Kommunikation beschäftigt.

Begegnung auf Bedürfnis-Ebene

„Es geht nicht darum einer Meinung zu sein. Wichtiger ist einander zuzuhören. Die Ursachen der Differenzen zu ergründen, die damit verbundenen Gefühle zu verstehen und sie zu respektieren, ist der Weg zum gegenseitigen Verständnis."

(Heiko Schulz-Kosel, Musiker, Nada-Brahma-Yoga Lehrer)

Gerade in multiprofessionellen Teams kann es zu Konflikten kommen, da Schwerpunkte unterschiedlich gesetzt werden: Der einen Kollegin ist wichtig, dass die Pflege gut läuft; ein anderer Kollege achtet besonders auf die Sauberkeit, Ordnung und Hygiene. Einer Kollegin ist es wichtig, dass die Klientinnen selbstbestimmt entscheiden dürfen, auch wenn es nicht den Vorstellungen der Mitarbeiterinnen entspricht; ein anderer möchte, dass alle Beteiligten zufrieden sind.

In gut funktionierenden Teams wird genau das gesehen und wertgeschätzt. In anderen Teams kann das zu Schwierigkeiten, Frust und Streitereien führen.

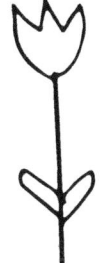

Während Kollegin Irene schimpft, dass am Tag zuvor keine Wäsche gewaschen wurde, freut sich Kollegin Christina darüber, dass die Klientinnen dafür Schlitten fahren waren oder einen Spaziergang gemacht haben. Auch hier sehen wir wieder: Die Tatsache, dass am Tag vorher alle draußen waren und deswegen weniger Wäsche gewaschen wurde, ist nicht die Ursache für die Gefühle der Kolleginnen. Wenn dieser Fakt die Ursache wäre, hätten beide die gleichen Gefühle.

Hier unterscheiden sich jedoch die Gedanken und auch die Gefühle voneinander: Irene ärgert sich, Christina freut sich. Schauen wir ihre Bedürfnisse an, können es viele verschiedene sein. Mögliche Bedürfnisse bei Irene sind Entspannung, Ausgewogenheit (im Sinne von „alle machen die Arbeit, die gemacht werden muss"), Entlastung oder Unterstützung. Christinas Bedürfnisse sind an dieser Stelle erfüllt, zum Beispiel die Bedürfnisse Fürsorge und Lebensfreude. Vielleicht bedeutet für sie die Tatsache auch Entspannung und Entlastung, da sie sich denkt: Wenn gestern alle draußen waren, geht es ihnen sicher gut und ich kann heute den Tag entspannt angehen, weil ich nicht danach schauen muss, dass alle noch nach draußen kommen.

In jedem Fall lösen die Interpretationen von Irene und Christina sowie ihre aktuellen Bedürfnisse die jeweilige Reaktion aus. Wenn sich beide bewusst sind, dass nicht die Tatsache selbst ihre Gefühle verursacht, sondern sie sich mit ihren Bedürfnissen verbinden können, wird es automatisch zu weniger Konflikten kommen. Und wenn dennoch Konflikte entstehen, wird es einfacher sein, darüber zu sprechen.

 Konflikte entstehen häufig dann, wenn wir nicht wissen, was die Ursache für unser Gefühl ist, und wir die andere Person dafür verantwortlich machen.

Übung

Denken Sie an eine Situation, in der jemand aus Ihrem Team etwas gemacht hat, was Ihnen nicht gefallen hat. Gibt es etwas, was bei Ihnen jetzt noch Ärger, Frust, Verletzung oder Traurigkeit auslöst?

Gehen Sie nun die die ersten drei Elemente (Beobachtung, Gefühl, Bedürfnis) durch:

Beobachtung

- *Was haben Sie konkret beobachtet? Achten Sie darauf, die Situation aus der Kameraperspektive zu betrachten.*

Gefühl

- *Welches Gefühl wurde durch das, was Sie beobachtet haben, ausgelöst?*

- *Was ist in Ihnen lebendig, wenn Sie daran denken?*

Bedürfnis bei Ihnen

- *Welches Bedürfnis ist bei Ihnen im Mangel?*
  Was ist Ihnen wichtig? Was brauchen Sie? Ist
  es ein Bedürfnis oder sind es mehrere?

- *Wenn es mehrere sind, welches ist am stärksten?*

Mögliches Bedürfnis beim Gegenüber

- *Verbinden Sie sich mit dem möglichen Bedürfnis*
  Ihres Kollegen oder Ihrer Kollegin: Überlegen Sie,
  welches Bedürfnis bei dieser Person möglicherweise
  im Mangel ist. Um was geht es ihm oder ihr?

Sich aufrichtig mitteilen und Störungen ansprechen

Immer wieder kommt es vor, dass wir auf ungünstige Art und Weise Störungen ansprechen und es so zu Frust und Ärger innerhalb des Teams kommt. Die Gewaltfreie Kommunikation ist ein hilfreicher Weg, Situationen und Trigger zu benennen, da wir damit nicht unser Gegenüber angreifen, sondern von uns und unseren Gefühlen sowie Bedürfnissen sprechen.

 *Vielleicht fragt sich der eine oder die andere: Gefühle und Bedürfnisse im beruflichen Kontext – ist das professionell und angemessen?*

Ja, man kann beruflich und professionell über seine Gefühle und Bedürfnisse sprechen. Anstatt zu meinem Kollegen zu sagen:

> *„In letzter Zeit ist die Spülmaschine häufig nicht ausgeräumt, wenn ich hierherkomme. Ich komme dann gar nicht mehr mit der Arbeit hinterher. Als ob ich die Einzige bin, die hier etwas arbeitet. Da habe ich echt keine Lust drauf",*

kann ich sagen:

> *„Ich bin müde und brauche Unterstützung."*

Oder:

> *„Ich bin etwas ratlos, wenn ich sehe, dass das Geschirr noch nicht in der Spülmaschine ist, und brauche Klarheit, wieso das noch nicht erledigt wurde. Kannst du mir sagen, was dazu geführt hat, dass ihr das noch nicht gemacht habt?"*

Die Chancen, dass der Kollege im ersten Fall in eine Abwehrhaltung geht, sind höher als im zweiten und dritten.

Übung

Nehmen Sie die drei Punkte Beobachtung, Gefühl
und Ihr eigenes Bedürfnis aus der vorherigen
Übung. Machen Sie dann hier weiter:

Bitte

• Um was könnten Sie sich selbst (innerlich) oder Ihren
Kollegen bzw. Ihre Kollegin bitten? Welche Form der Bitte
möchten Sie wählen? Denken Sie an die Verständnis-,
die Beziehungs- und die Handlungsbitte. Achten Sie
auf eine konkrete und positiv formulierte Bitte und
überprüfen Sie, wie es Ihnen mit einem „Nein" als
Antwort Ihres Kollegen oder Ihrer Kollegin gehen würde.

Konkrete Bitten für eine klare Kommunikation

Viele kennen sicher Formulierungen wie

„Max sollte doch sehen, dass hier noch Arbeit liegt!"

oder

„Jetzt habe ich gestern extra gesagt, dass das Büro viel zu unaufgeräumt aussieht, und es ist trotzdem nichts passiert."

Im ersten Fall ist man bei dem schon beschriebenen Phänomen, dass man davon ausgeht, dass der andere die Gedanken liest und die eigene Bitte unausgesprochen errät. Im zweiten Fall wurde die Bitte offensichtlich zu vage und negativ formuliert. Vielleicht wurde am Tag vorher auch eine Forderung und keine Bitte ausgedrückt. Oder es kam etwas dazwischen, was dazu geführt hat, dass die Bitte nicht erfüllt wurde.

Wenn wir konkrete Bitten stellen und abwarten, welche Antwort wir bekommen, erhöhen wir die Chance, dass unsere Bitte erfüllt wird. Wenn auf unsere Bitte mit „Nein" geantwortet wird, kann dies eventuell als Einladung für ein tiefergehendes Gespräch dienen. Empathisch auf ein „Nein" zu reagieren, schützt uns davor, es persönlich zu nehmen (Rosenberg, 2016: 119). Die Haltung der GFK kann uns also davor bewahren, das „Nein" auf uns zu beziehen und zu denken, es sei ein „Nein" an uns.

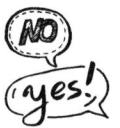 *Wenn wir empathisch hinhören, welches Bedürfnis hinter dem „Nein" steckt, erkennen wir, dass hinter jedem „Nein" immer ein „Ja" zu einem anderen Bedürfnis steckt.*

Mein Gegenüber erfüllt sich durch das „Nein" ein eigenes Bedürfnis – in diesem Fall vielleicht das Bedürfnis nach Ruhe. Nun gilt: Wenn ich mit meiner Kollegin zusammen anschaue, warum sie meine Bitte verneint, können wir einen Weg finden, der ihr und mein Bedürfnis gleichermaßen erfüllt.

Eigenverantwortung als Beitrag zu entspannter Arbeitsatmosphäre

Wenn wir ein Bewusstsein für unsere eigenen Bedürfnisse haben und die Verantwortung dafür selbst übernehmen, sind wir unabhängiger vom Verhalten und den Handlungen unserer Mitmenschen. Häufig machen wir andere Menschen für unsere Gefühle verantwortlich, zum Beispiel in Sätzen wie:

> *„Ich bin traurig, weil du deinen Mitbewohner geschlagen hast."*

Oder:

> *„Das ist so respektlos, wenn man das Waschbecken nicht sauber macht."*

Im ersten Beispiel wird nicht zwischen Auslöser und Ursache unterschieden. Der Kollege ist nicht traurig, weil die Klientin jemanden geschlagen hat. Sondern er ist traurig (Gefühl), wenn die Klientin den Mitbewohner schlägt (Beobachtung), weil ihm Fürsorge und Wertschätzung wichtig sind (Bedürfnisse). Vielleicht auch Ruhe und Entspannung. Der Kollege ist eingeschritten, als die Klientin den Mitbewohner geschlagen hat, und es kann durchaus sein, dass er sich nach einem ruhigen und entspannten Dienst gesehnt hat.

Im zweiten Satz wird das Bedürfnis sogar schon indirekt ausgesprochen. Eine „geübte Giraffe" setzt an dieser Stelle ihre Verständnisohren auf und hört genau dies heraus: Die Kollegin hat gesehen, dass im Waschbecken noch Müllreste sind (Beobachtung), sie ärgert sich (Gefühl), weil es ihr an dieser Stelle um Respekt geht (Bedürfnis). Es können beispielsweise aber auch Bedürfnisse wie Ausgewogenheit (alle machen die gleiche Arbeit), Ordnung, Sauberkeit, Entspannung, Unterstützung oder Entlastung eine Rolle spielen.

Durch die Formulierung „Das ist so respektlos" wird dem Gegenüber unterstellt, dass es sich nicht respektvoll verhält. Die Kollegin hat jedoch das Bedürfnis nach Respekt und dies würde sich erfüllen, wenn ihre Kolleginnen das Waschbecken sauber machten. Übernimmt sie die Verantwortung für ihr Gefühl, hat sie die Möglichkeit, ihre Kolleginnen darauf anzusprechen und sich aufrichtig mitzuteilen. Eine Alternative könnte auch sein, dass sie sich überlegt, wie sie sich von dem Verhalten der Kolleginnen unabhängig machen und sich ihr Bedürfnis nach Respekt auf andere Weise erfüllen kann.

Stellen Sie sich vor, Sie können darauf vertrauen, dass Sie und Ihre Kolleginnen mit den eigenen Bedürfnissen in Kontakt sind. Wie entspannend könnte die Arbeit sein und welches Geschenk wäre es, wenn man einfach darauf vertrauen könnte, dass jede Kollegin für sich selbst gut sorgt – und zwar auf eine Art und Weise, in der es darum geht, dass alle Bedürfnisse gleichberechtigt sind.

Vorwürfe und Kritik

Bei jeder Form von Teamarbeit und auch in Hierarchien kommt man nicht umhin, mit Kritik umzugehen. Sie ist wichtig, um sich weiterzuentwickeln, zu qualifizierter Arbeit beizutragen und versteckten Frust zu verhindern.

Bis wir im ganzen Team so weit sind, Kritik im Sinne der GFK zu formulieren, uns aufrichtig mitzuteilen, gewaltfrei Störungen anzusprechen und Feedback mit Bezug auf unsere Bedürfnisse zu geben, ist es zumindest hilfreich, wenn wir als Hörende Kritik und Vorwürfe für uns übersetzen können. Hier helfen uns das Vier-Ohren-Modell und dabei besonders die Arbeit mit den Verständnisohren.

Stellen Sie sich vor, Ihre Kollegin sagt zu Ihnen:

„Die Klienten tanzen euch auf der Nase rum und ihr lasst alles mit euch machen."

Das hört man vermutlich nicht gerne. Wir haben jedoch die Wahl, wie wir darauf reagieren.

Der erste Impuls ist häufig, die Schuldohren aufzusetzen und entweder nach innen oder nach außen zu gehen – und damit sich selbst zu verurteilen oder einen Gegenangriff zu starten.

Nachdem wir aber nun wissen, dass es zusätzlich zwei Verständnisohren gibt, könnten wir auch diese aufsetzen. Um gut für sich zu sorgen, ist es ratsam, zuerst die Verständnisohren nach innen nutzen und zu schauen: Wie geht es mir mit dem, was da gerade gesagt wurde, und welche Bedürfnisse sind bei mir im Mangel?

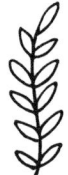 *Ich brauche zuerst Empathie mit mir selbst (entweder von jemand anderem oder durch mich), bevor ich aufrichtig empathisch sein und Verständnis für jemand anderen haben kann. Auch im Sinne der Selbstfürsorge stehen die inneren Verständnisohren immer an erster Stelle.*

Wenn ich nun meine Gefühle und Bedürfnisse wahr- und angenommen habe, kann es hilfreich sein, in einen „positiven" Kontakt zu den Bedürfnissen zu kommen. Das heißt: Nicht dauerhaft im Mangel der Bedürfnisse zu bleiben, sondern in die Fülle zu gehen. Dafür reicht es oft schon, sich Zeit zu nehmen und sich mit den Gefühlen zu verbinden, die bei der Vorstellung aufkommen, diese Bedürfnisse seien erfüllt.

Spielen wir das mit dem oben genannten Beispiel einmal durch und die Kollegin sagt: „Die Klienten tanzen euch auf der Nase rum und ihr lasst alles mit euch machen." Wie würde es mir gehen? Wenn ich so etwas höre, werde ich erst einmal wütend, dann aber ziemlich traurig, weil mir wichtig ist, dass wir wertschätzend und respektvoll miteinander umgehen. Außerdem habe ich Sehnsucht nach dem Vertrauen, dass jede Kollegin ihr Bestes für die Klientinnen gibt, nach Augenhöhe (niemand macht die Arbeit besser als die anderen), nach Wohlwollen und Akzeptanz (für meine Art zu arbeiten).

Wenn ich mich damit verbunden habe und mir Raum gegeben habe, stelle ich mir vor, welche Gefühle auftauchen, wenn Bedürfnisse nach Wertschätzung, Respekt, Vertrauen, Wohlwollen, Augenhöhe und Akzeptanz erfüllt sind. Aus diesen Gefühlen und dieser Fülle heraus bin ich bereit, die Verständnisohren nach außen aufzusetzen und die Vorwürfe meiner Kollegin zu übersetzen. Ihre hinter den Vorwürfen liegenden Bedürfnisse kann ich jedoch nur erahnen, solange ich sie nicht darauf anspreche. Welche könnten bei ihr unerfüllt sein? Um nur ein paar Beispiele zu nennen: Fürsorge, Ruhe, Kontinuität, Orientierung, Klarheit, Schutz oder etwas beitragen zu wollen.

Ob man der Kollegin nun verbal damit begegnet oder diese Ohren nur für sich selbst aufsetzt, bleibt jedem selbst überlassen. Besonders in der Lern- und Anfangsphase der GFK ist man in der Situation selbst oft noch nicht so weit, das Problem anzusprechen und innerhalb von kurzer Zeit die Ohren zu wechseln. Da kann es helfen, zunächst mit einer inneren Arbeit zu beginnen. Häufig tut es gut, für sich selbst solche Aussagen zu übersetzen und diese dadurch anders annehmen zu können. Ich kann die Vorwürfe bei meinem Gegenüber lassen und dadurch hören und anerkennen, um was es ihm geht.

Erwarten Sie jedoch nicht, dass Sie von Anfang an immer sofort Verständnis haben und alles Gesagte in Bedürfnisse übersetzen können. Nehmen Sie sich am Abend oder nach dem Dienst Zeit, sich und dem Gegenüber Empathie zu geben und die Vorwürfe zu übersetzen.

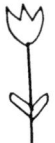 *Auch hier gilt: Übung macht den Meister und die Meisterin! Mit der Zeit werden Sie immer schneller werden, in diesen Situationen die Verständnisohren aufzusetzen und die möglichen Bedürfnisse laut auszusprechen.*

Um noch einmal zu verdeutlichen, wie Vorwürfe und Kritik übersetzt werden können, habe ich ein paar Beispiele gesammelt:

Vorwurf/Kritik	Mögliche Bedürfnisse
Du bist echt faul.	**Unterstützung, Ausgewogenheit**
Mach ich hier eigentlich die ganze Arbeit allein?	**Unterstützung, Entlastung, Erholung**
Immer wenn ich hierherkomme, sieht es aus wie Sau und ich muss erstmal putzen.	**Ordnung, Ausgewogenheit, Unterstützung, Entlastung, Gesundheit**
Du kannst so nicht dokumentieren. Das muss genauer sein. So versteht das kein Mensch.	**Klarheit, Orientierung, Schutz, Verlässlichkeit, Vertrauen**

Vorwurf/Kritik	Mögliche Bedürfnisse
Du hängst die ganze Zeit am Handy rum.	Unterstützung, Wertschätzung, Respekt
Ihr lügt doch.	Vertrauen, Ehrlichkeit, Orientierung, Gemeinschaft, Sicherheit, Harmonie
Bei der machen die Klientinnen, was sie wollen. Sie kann sich nicht durchsetzen.	Ruhe, Entlastung, Struktur, Anerkennung, Beitragen, Wirksamkeit, Sicherheit, Schutz
Wir sind hier für die Klientinnen da und nicht, um private Themen und Probleme zu besprechen.	Fürsorge, Wertschätzung, Präsenz, Verantwortung

Wertschätzung ausdrücken

Mit Hilfe der Gewaltfreien Kommunikation können nicht nur Störungen angesprochen werden, es kann auch Wertschätzung ausgedrückt werden. Wir unterscheiden hierbei zwischen Lob und Wertschätzung.

Lob zählt im Sinne der GFK zu den Bewertungen und Urteilen. Wenn ich sage: „Das hast du toll gemacht" oder „Du bist einfach immer so liebevoll", dann freut sich mein Gegenüber vermutlich. Es gibt aber auch Menschen, die von so etwas genervt sind. Jedenfalls urteile ich mit diesen Formulierungen immer über die andere Person, über ihr Verhalten, ihre Art.

Auch ein Lob kann ich in Form von Wertschätzung im Sinne der Gewaltfreien Kommunikation formulieren. Das geht, indem wir eine konkrete Beobachtung davon benennen, was mein Gegenüber gemacht hat und dann sagen, welches Gefühl sein Verhalten bei uns auslöst. Anschließend können wir ihm beschreiben, welches Bedürfnis durch seine Handlung erfüllt wurde. In unserer Aussage dreht es sich nicht um ein Urteil, welches in unserem Kopf entsteht und den anderen bewertet, sondern um unser Gefühl und unser Bedürfnis.

Ein Beispiel:

Meine Kollegin spricht in einer ruhigen Tonlage und beantwortet zum dritten Mal die Frage einer Klientin.

Als Lob formuliert würde ich sagen:

„Du machst das so toll. Also, wie ruhig du immer mit ihr sprichst und wie geduldig. Das ist echt schön."

Im Sinne einer Wertschätzung klingt meine Formulierung so:

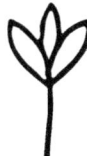

> *„Wenn ich sehe, wie du mit der Klientin sprichst und die Frage*
> *zum dritten Mal beantwortest, wird mir ganz warm ums Herz,*
> *weil mir dieser wertschätzende Umgang so wichtig ist und*
> *ich merke, wie ich mich dabei entspanne, weil ich sehe, dass*
> *ich darauf vertrauen kann, dass es der Klientin gut geht."*

Ich formuliere also eine Beobachtung, ein Gefühl, welches in mir gerade lebendig ist, und ein Bedürfnis, das gerade erfüllt ist. Ich bin damit ganz bei mir. So kann ich der Kollegin gegenüber Wertschätzung ausdrücken, ohne über sie zu urteilen. Ich stelle mich nicht über sie oder bin die Person, die entscheidet, was richtig oder falsch, was gut oder schlecht ist.

Dadurch ist ein verbindender und wertschätzender Kontakt möglich, außerdem entsteht ein Wirken auf Augenhöhe, was beides die Zusammenarbeit wesentlich verbessern kann.

Selbstfürsorge

Selbstempathie als Form der Selbstfürsorge ist auch im Umgang mit unseren Kolleginnen und Vorgesetzten hilfreich und wichtig. In sozialen Berufen fällt es den Menschen häufig schwer, „Nein" zu sagen. Viele springen ein, wenn Kolleginnen krank sind, und machen Überstunden, da die Zeit nicht für alle Aufgaben reicht. Vielleicht wird auch auf eine gesetzlich geregelte Pause verzichtet, obwohl das arbeitsrechtlich verboten ist.

Wenn wir mit unseren eigenen Bedürfnissen und Gefühlen verbunden sind, können wir eher spüren, was wir gerade brauchen. Dann sagen wir aus einer anderen Klarheit heraus JA oder NEIN, als wenn wir erst im

Nachhinein spüren, dass etwas zu viel war oder die äußeren Erwartungen so erdrückend schienen, dass wir es nicht geschafft haben, NEIN zu sagen.

Das zu lernen, braucht Zeit.

Vor allem am Anfang wird es schwerfallen, sich direkt bewusst zu sein, welche Bedürfnisse im Moment am wichtigsten sind. Ein erster Schritt wäre, um einen Moment Bedenkzeit zu bitten und sich dann zu überlegen, welche Bedürfnisse gerade am stärksten sind, welche man sich bei der jeweiligen Entscheidung erfüllt und welche alternativen Strategien es gibt.

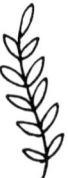

Vor allem in sozialen Berufen bleibt in manchen besonders arbeitsintensiven Diensten keine Zeit für die Erfüllung der eigenen Bedürfnisse, wie beispielsweise auf die Toilette zu gehen oder genug zu trinken. Da ist es von besonderer Wichtigkeit, Selbstfürsorge zu betreiben, um langfristig gesund zu bleiben.

Im Gespräch mit Angehörigen

Für einige Mitarbeiterinnen sind die Gespräche mit Angehörigen eine Herausforderung. Immer wieder geraten Mitarbeiterinnen von Einrichtungen in ein Spannungsfeld zwischen Institution und den Ansprüchen der Angehörigen.

Eltern, die ihre Kinder schon ewig kennen und für diese verständlicherweise nur das Allerbeste wünschen, nehmen wahr, dass es für die Mitarbeiterinnen der Einrichtung nicht nur ihren Angehörigen gibt, sondern vielleicht neun bis zehn andere Klientinnen, die ebenfalls Aufmerksamkeit beanspruchen.

Es ist daher unabdingbar, dass Heilerziehungspflegerinnen an dieser Stelle empathisch zuhören und die Angehörigen mit ihren Bedürfnissen wahrnehmen können:

Wenn Menschen sich wohlfühlen und erleben, dass sie ernstgenommen und verstanden werden, wird die Zusammenarbeit zwischen allen Beteiligten leichter. Ich bin davon überzeugt, dass eine funktionierende Zusammenarbeit die beste Basis für eine gute und fördernde Begleitung, Betreuung und Assistenz ist.

Menschen tragen gerne etwas bei, wenn sie den Eindruck
haben, mit ihren Bedürfnissen gesehen zu werden. Wenn
wir als Mitarbeiterinnen Angehörige also wahr- und
ernstnehmen und ihre Bedürfnisse sehen, steigen die Chancen,
dass wir uns konstruktiv austauschen und auf die wichtige
Unterstützung der Angehörigen zählen können.

Immer wieder ist man als Mitarbeiterin mit Vorwürfen oder Kritik konfrontiert. Sicher erleben auch Angehörige und Lehrpersonen solche Situationen. Hier können wir im besten Fall auf das Vier-Ohren-Modell zurückgreifen und mit den Verständnisohren hören.

Der Umgang mit Vorwürfen und Kritik ist vermutlich für viele Menschen eine der schwierigsten Herausforderungen. Es lohnt sich jedenfalls, die Verständnisohren zu üben und sie sich anzueignen. Die Verständnisohren führen dazu, dass ein größeres gegenseitiges Vertrauen entsteht. Auf diese Weise können Lösungen gefunden werden, von denen alle – und vor allem die Menschen, um die es geht – profitieren.

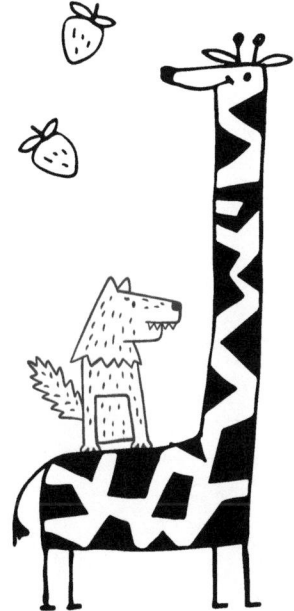

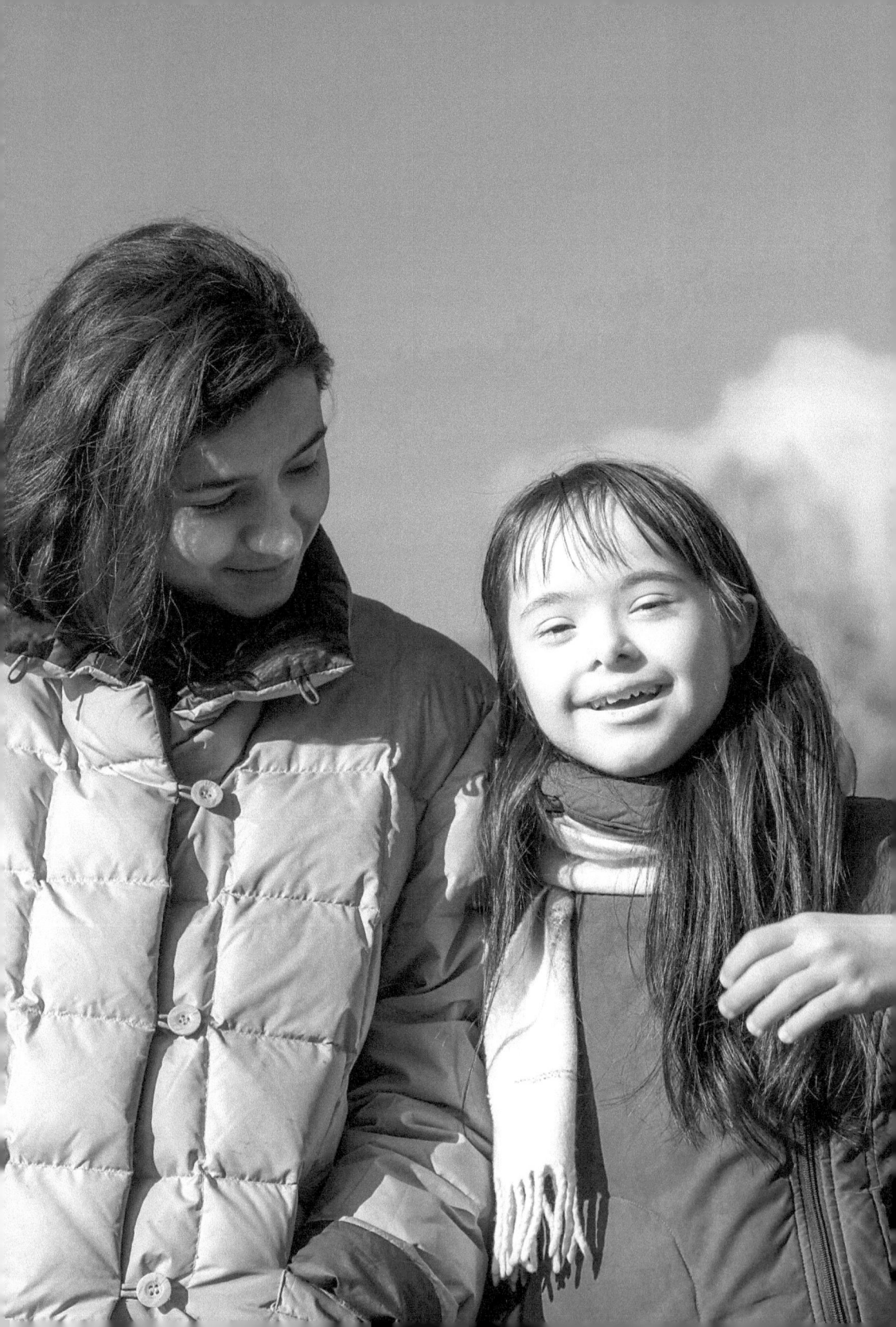

RESÜMEE

Haben sich dann ab jetzt alle lieb?

„Ich will auch mal meine Meinung sagen und nicht immer nur nett und ruhig sein." Dieses Argument kommt oftmals, wenn jemand den Begriff Gewaltfreie Kommunikation das erste Mal hört oder eine erste vage Vorstellung davon hat, was GFK sein könnte.

Bedeutet GFK wirklich, dass man nur noch nett zu allen ist? Auf diese Frage kommt von mir ein klares Nein! Es geht auf keinen Fall darum, immer lieb und nett zu sein, Ärger runterzuschlucken oder etwas zu beschönigen.

Bei der Gewaltfreien Kommunikation geht es darum,

- *sich immer wieder neu mit den eigenen Bedürfnissen zu verbinden und sich aufrichtig mitzuteilen.*

- *den „guten Grund", also das Bedürfnis, hinter einem Verhalten ausfindig zu machen.*

- *das Gegenüber mit seinen Bedürfnissen genauso wichtig und ernst zu nehmen wie sich selbst und die eigenen Bedürfnisse.*

- *hinter schwierigen Worten Bedürfnisse zu vermuten und damit Kritik in Bedürfnisse zu übersetzen.*

- *zu schauen, welche Gefühle in uns und unserem Gegenüber lebendig sind.*

- *in der Haltung zu sein: „Ich bin okay – Du bist okay" (Harris, 1976).*

- *sich in eine „Macht mit" Menschen zu begeben und sich von bestrafender Macht zu lösen.*

- *ehrlich und echt von sich zu sprechen, ohne etwas über den anderen zu sagen oder über ihn zu urteilen.*

- *die Verantwortung für die eigenen Gefühle zu übernehmen, indem man die Ursache für diese Gefühle in seinem Bedürfnis sieht und nicht im Verhalten des anderen.*

Ein lauter Schrei kann in manchen Situationen wichtig sein. Es macht aber einen großen Unterschied, ob die Mitarbeiterin schreit:

 „Jetzt haltet mal Eure Klappe!"

oder

 „Ich brauche Ruhe!"

Die Frage ist, mit welcher Haltung die Mitarbeiterin schreit: Geht es ihr darum, dass sie „im Recht ist" und mal ein „Machtwort" sprechen muss? Oder ist sie sich ihrer Bedürfnisse nach Ruhe und Effektivität bewusst und die leiseren Versuche, sich ihre Bedürfnisse zu erfüllen, sind bisher ins Leere gelaufen?

Wenn es einen Schrei gegeben hat, ist eines wichtig: Die Mitarbeiterin sollte anschließend direkt wieder in Verbindung zu den Klientinnen gehen. Sie sollte schauen:

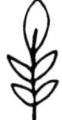 *Wie geht es jetzt den Klientinnen? Was hat mein Schrei ausgelöst? Welche Bedürfnisse hatten die Klientinnen, dass sie davor laut gesprochen oder gesungen haben? Ging es ihnen um Austausch? Um Bewegung oder Anerkennung? Waren sie noch im Spiel versunken?*

Ihr Verhalten hatte einen „guten Grund" und wenn die Mitarbeiterin diesen sieht und wahrnimmt, entsteht Verbindung. Das bezieht sich übrigens nicht nur auf Heilerziehungspflegerinnen oder Lehrkräfte, die öfter in so einer Situation sind, sondern dies gilt für alle Menschen.

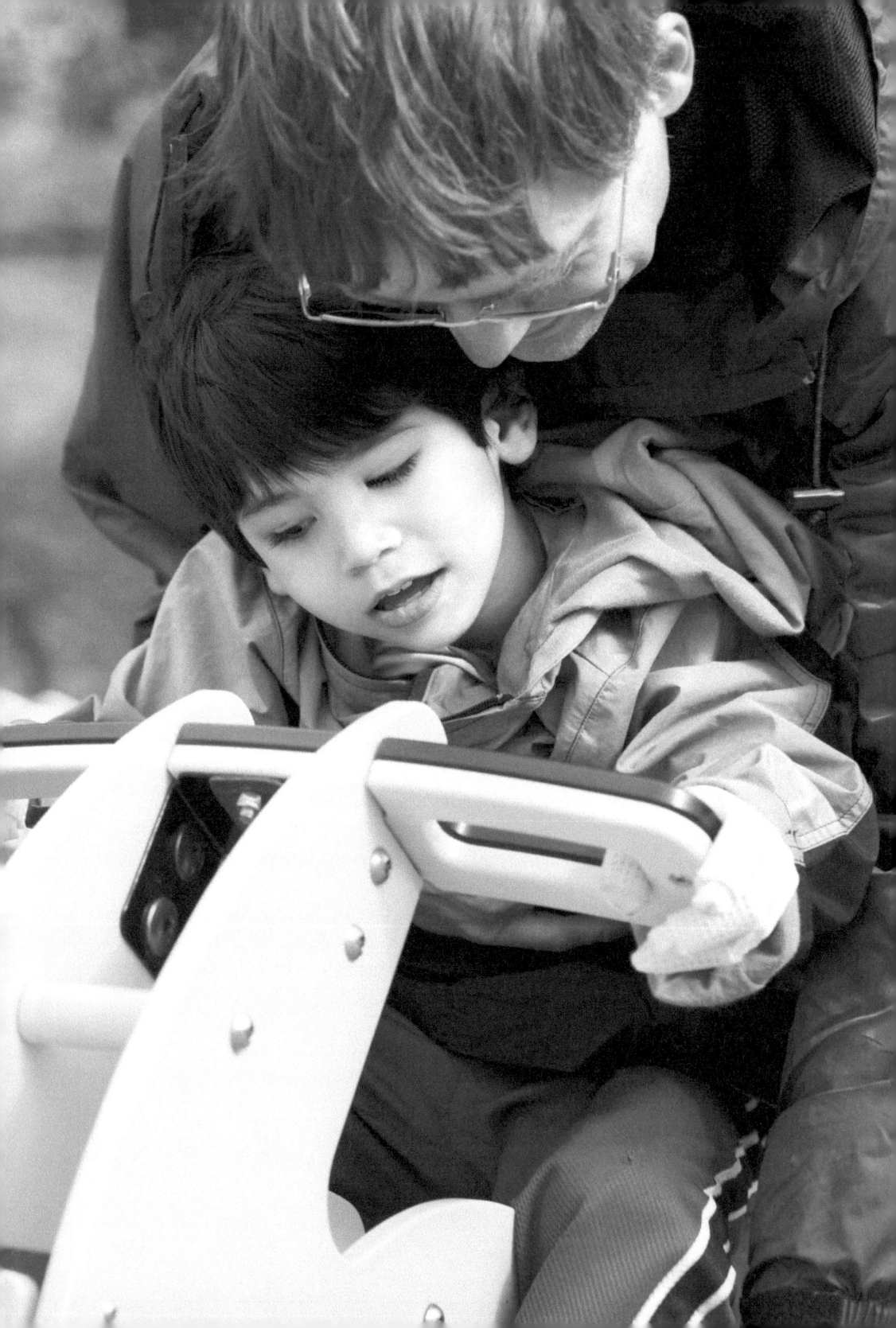

DIE HERAUSFORDERUNG
IM ARBEITSALLTAG

Was die Bedürfnisse und Bitten betrifft, besteht im Alltag eine große Schwierigkeit. Ich ertappe mich selbst manchmal dabei, dass ich in der Erwartung bin, die Klientinnen würden tun, was ich ihnen sage.

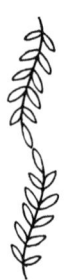

Wenn eine Klientin während der gesamten Zeit im Bad schreit, gelange ich irgendwann an den Punkt, dass ich nicht mehr akzeptiere, wenn sie meine Bitte nicht erfüllt, und ich wütend werde, wenn ich meine Aufforderung immer wieder stelle und die Klientin dennoch weiter schreit. Einerseits brauche ich dann dringend meine Ruhe, gleichzeitig gehen bei mir auch die Alarmglocken an, da ich weiß, die anderen Klientinnen werden durch den Lärmpegel gestresst und angespannt.

Je größer und heterogener die Wohngruppen sind, desto lebendiger und schwieriger wird es, bedürfnisorientiert zu arbeiten. Es prallen Bedürfnisse von vielen Menschen aufeinander. Diese sind abhängig vom Entwicklungsstand, der Behinderung und auch der Persönlichkeit der Menschen. Während sich z. B. die einen viel Freiraum wünschen und diesen benötigen, gibt es Klientinnen, die sehr enge Strukturen brauchen. Leben diese in einer gemeinsamen Wohngruppe, ist es eine besonders große Herausforderung, damit umzugehen.

Hinzu kommen noch die Bedürfnisse der Mitarbeiterinnen und Regelungen zum Gruppenleben. Das können einfache Dinge sein – wie etwa der gemeinsame Beginn des Essens. Während die eine schon erwartungsvoll am Tisch sitzt und wartet, dass es losgeht, und dann schon mit dem Essen beginnt, ist der andere noch beim Umziehen.

Als Mitarbeiterin kommen mir bei der Beobachtung dieses Geschehens verschiedene Gedanken: Einerseits finde ich, die Klientin könne sich auch einfach mal beeilen und pünktlich zum Essen kommen, so wie die anderen auch. Gleichzeitig halten sie ihre Zwänge teilweise davon ab. Es wird Ärger und großen Frust geben, wenn die Salatschüssel schon leer ist, bis die Klientin angekommen ist, aber ist es gegenüber den anderen, die pünktlich gekommen sind, fair, wenn wir etwas für die zu spät Gekommene aufheben? Verstehen die Klientinnen überhaupt kognitiv, warum sie nicht alles essen dürfen, was auf dem Tisch steht?

Bei uns gibt es prinzipiell die Regel, gemeinsam anzufangen. Wenn nun eine Klientin später kommt, liegt es in ihrer Verantwortung, damit umzugehen, wenn die anderen, die sich an die Regel gehalten haben, die besonders leckeren Sachen aufgegessen haben? Wie kann ich dafür sorgen, dass sie pünktlich beim Essen erscheint?

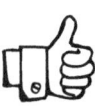

Damit eine soziale Gruppe funktioniert – und das ist in jeder Familie, Wohngemeinschaft oder Schulklasse ähnlich –, braucht es bestimmte Rahmenbedingungen. Es muss geklärt sein, wie viele Regeln bzw. Gewohnheiten es in der Gruppe gibt und wie diese aussehen.

Gerade in Wohngruppen, wo Menschen mit unterschiedlichen Behinderungen und Entwicklungsaltern beisammen sind, ist dies besonders herausfordernd. Denken wir nochmal an Richard, der in einer Wohngruppe lebt, obwohl er aufgrund seines emotionalen Entwicklungsalters den Wunsch nach einer festen Bezugsperson hat und noch kein Interesse zeigt, sich in eine soziale Gruppe einzubringen. Er lebt aber nun fest in einer Gruppe, in der es auch Rücksicht auf die anderen braucht und in der eine Mitarbeiterin für mehrere Klientinnen gleichzeitig zuständig ist. Es ist eine große Herausforderung, hier einen guten Weg zu finden: Einerseits die Rahmenbedingungen und Grenzen des Systems im Blick zu haben und gleichzeitig die Bedürfnisse Richards in den Fokus zu rücken.

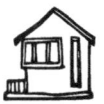

Klar ist, dass die jeweiligen Bedürfnisse besser erfüllt werden können, je kleiner die Wohneinheiten sind und je höher der Personalschlüssel ist.

Unter den Aspekten der Menschenwürde und der Gleichberechtigung ist es ein notwendiger Schritt, dass Menschen mit Behinderung das Recht haben, zu entscheiden, wo und wie sie leben und auch mit wem oder ob sie allein wohnen. Setzen wir uns mit aller Energie dafür ein, dass dieses Menschenrecht in der Zukunft auch umgesetzt wird, sodass es einfacher wird, alle Bedürfnisse im Blick zu haben und diese zu erfüllen.

Menschen mit Behinderung bekommen manchmal – wenn auch unabsichtlich – signalisiert, dass etwas mit ihnen „nicht in Ordnung ist". Sie erhalten Frühförderung oder die Füße funktionieren nicht so wie bei allen anderen, daher werden sie mobilisiert. Man gleicht mit Hilfsmitteln wie Orthesen, einer Brille oder einem Rollstuhl Einschränkungen aus und ermöglicht dadurch Freiheit und leichtere Teilhabe am gesellschaftlichen Leben. Man versucht, die Behinderungen zum Beispiel durch Cochlea-Implantate so klein wie möglich zu halten. Die Gefahr besteht, dass Menschen dadurch die Erfahrung machen: Ich bin anders und man will mich so gut es geht an die Gesellschaft anpassen. Menschen mit Behinderung bekommen manchmal zu spüren: Ihr Körper oder ihre kognitiven Fähigkeiten sind ein Problem, denn die Norm ist, dass ein Mensch auf zwei Beinen steht oder sein Leben allein meistert.

 Bei dem großen Nutzen von Hilfsmitteln gerät manchmal eines in Vergessenheit: den Menschen, der mir gegenübersteht, als Mensch zu sehen.

Unabhängig von der Anzahl seiner Chromosomen, seinem IQ, ob er steht oder im Rollstuhl sitzt, ob er verbal kommunizieren kann oder sich mit Lauten und Gebärden verständigt: Der Mensch, mit dem ich zu tun habe, hat die gleichen Gefühle und Bedürfnisse wie ich. Erst, wenn wir unseren Fokus darauf legen, sehen wir den Menschen als Mensch. Ein Mensch, der genauso gesund und krank sein kann wie ein Mensch ohne Behinderung, für den die Behinderung vielleicht immer wieder nervig, aber eben Alltag ist. Wir unterscheiden uns nicht in unseren Bedürfnissen.

Und das beantwortet auch die Frage: Geht Gewaltfreie Kommunikation bei Menschen mit Behinderung?

Gewaltfreie Kommunikation funktioniert dann nicht, wenn wir sie nur als 4-Schritte-Methode (also Beobachtung, Gefühle, Bedürfnisse, Bitten) anwenden. Lebt man Gewaltfreie Kommunikation jedoch als Haltung, spielt es überhaupt keine Rolle, wer uns gegenübersteht: Ob es die eigene Familie, Klientinnen, Kolleginnen, Angehörige oder andere Menschen sind. Wir begegnen unserem Gegenüber mit Wertschätzung und Wohlwollen, wir legen den Fokus auf die Gefühle und Bedürfnisse. Wir suchen nach dem „guten Grund" hinter jedem Verhalten und haben im Bewusstsein, welchen Beitrag wir zu einem wohlwollenden, achtsamen und wertschätzenden Umgang leisten.

Auch können wir die Haltung der GFK nicht von heute auf morgen umsetzen und leben. Wir verfallen automatisch immer wieder in alte Muster, werden uns ertappen, wie wir das wohlwollende Denken verlassen und mit Schuldohren hören und denken. Gerade am Anfang, wenn man die

GFK kennenlernt, machen sich viele Menschen oft Druck, alles direkt umzusetzen, und verurteilen sich selbst, wenn es noch nicht funktioniert. Die GFK bietet jedoch die Möglichkeit, Gewaltfreiheit mit sich selbst zu üben und für sich selbst Verständnis zu haben.

 Sehen Sie sich selbst als Freund oder Freundin. Einen Freund oder eine Freundin würden Sie mit Sicherheit nicht verurteilen, wenn ihr oder ihm noch nicht direkt alles gelingt.

Seien Sie geduldig mit sich, probieren Sie es immer wieder von Neuem und denken Sie an den Raum zwischen Reiz und Reaktion, in dem Sie die Freiheit haben, so zu reagieren, wie Sie es möchten. Marshall Rosenberg sagte zu sich immer: „Nimm dir Zeit" (Rosenberg, 2015: 29). Nehmen und geben auch Sie sich diese Zeit.

Bis dahin lasst uns immer wieder Fragen stellen: Was ist in uns und unserem Gegenüber lebendig? Und: Was können wir tun, um unser Leben und das Leben unserer Kolleginnen und Klientinnen schöner zu machen?

Ich wünsche uns allen den Mut, diese Fragen stets aufs Neue zu stellen. Mögen wir neue und unbekannte Wege gehen, die Bedürfnisse in den Vordergrund rücken und uns selbst mit unseren Bedürfnissen wichtig nehmen. Auf diese Weise können wir wohlwollend und wertschätzend auf uns, die Kolleginnen und vor allem unsere Klientinnen schauen.

DANKSAGUNG

Danke an meine Eltern, die das Manuskript in verschiedenen
Stadien Korrektur gelesen, kommentiert und begleitet haben.
Danke für Euer Wohlwollen und Eure bedingungslose Liebe.

Ein riesiger Dank geht an Markus. Natürlich auch fürs Lesen,
aber vor allem für Deine tägliche Unterstützung, Deine Geduld,
Dein Immer-Dasein und mir ermöglichen, dass ich meine Arbeit
und mich selbst in so vielen Momenten reflektieren kann.

Liebe Anna-Lu. Vielen Dank, dass Du Dir die Zeit und
Energie genommen hast, das Manuskript zu lesen und zu
kommentieren. Dein Gespür für die Sprache und Ausdrucksweisen
haben das Buch ein großes Stück vorangebracht.

Danke, Hanna, für Deine Zeit, Deine Kommentare
und Deinen Blick auf das Buch aus Sicht der
GFK. Und natürlich für Dein Vorwort!

André, vielen Dank, dass Du als einer der ersten mein
Manuskript gelesen und mir mit Deinem Feedback Mut
gemacht hast, dranzubleiben und weiterzumachen.

Danke an meine Schwestern, dass Ihr zu mir steht
und ich mich immer auf Euch verlassen kann.

Danke an die GFK-Trainer*innen, bei denen
ich bisher lernen und wachsen durfte.

Liebe Freund*innen und alle Menschen, die mich auf
verschiedene Art und Weise begleiten und für mich da sind.
Ich kann Euch nicht alle namentlich nennen, aber ich bin
dankbar für sehr vieles: Für Eure Unterstützung, für so manche

Empathie, für die ein oder andere Schulter zum Anlehnen,
für aufbauende Worte und einfach für Euer Da-Sein.

Danke an meine Kolleg*innen für Eure Geduld, Eure Akzeptanz
und dass Ihr mich dazu bringt, zu wachsen und mich zu entwickeln.
Dies gilt auch für die schwierigen Momente, in denen ich an meine
Grenzen komme und mich mit ihnen auseinandersetzen darf.

Mein größter Dank geht an alle meine Klient*innen, die ich
entweder in der Vergangenheit begleiten durfte oder aktuell begleiten
darf. Dank Euch lerne und wachse ich jeden Tag. Danke für Eure
Geduld und Eure Nachsicht. Danke für Eure Verhaltensweisen,
die mich täglich (manchmal bis zur Weißglut) üben lassen. Danke
für Euer Wohlwollen und dass Ihr mir die Situationen verzeiht,
in denen ich mich mit meiner Haltung schwertue. Ohne Euch
würde es dieses Buch nicht geben. Dieses Buch ist einfach für Euch!

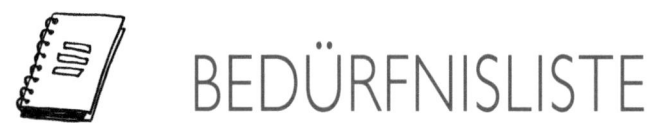

BEDÜRFNISLISTE

Es gibt viele verschiedene Bedürfnislisten. Diese ist mein Vorschlag. Falls Sie mit einer anderen Bedürfnisliste arbeiten wollen, stellen Sie sich am besten aus verschiedenen Listen Ihre eigene zusammen.

Physische Bedürfnisse

Luft, Nahrung, Wasser, Gesundheit, Schlaf, Sexualität

Spiel

Leichtigkeit, Feiern, Lebensfreude

Erholung

Entspannung, Ruhe, Bewegung, Entlastung, Gemeinsam getragene Verantwortung, Unterstützung

Sicherheit, Schutz

Geborgenheit, Rücksichtnahme

Kreativität

Inspiration

Verständnis, Empathie

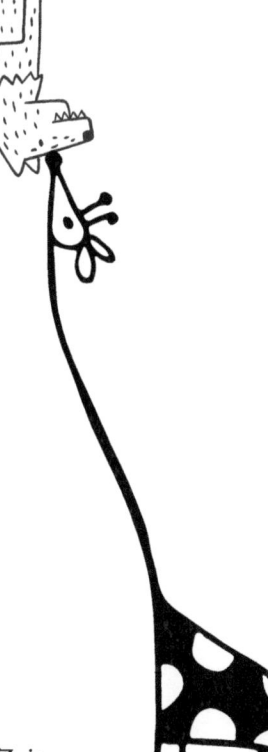

Liebe

Gemeinschaft, Verbindung, Zugehörigkeit, Vertrauen, Nähe, Intimität

Integrität, Selbstbestimmung

Autonomie, Freiheit, Privatsphäre

Sinn, Bedeutung, Inhalt

Authentizität, Fürsorge, Beitragen, Effektivität, Zeit sinnvoll nutzen, Verlässlichkeit, Wirksamkeit

Wachstum

Lernen, Gelingen, Entwicklung

Frieden

Harmonie, Ausgewogenheit, Gleichwertigkeit, Respekt, Wertschätzung, Anerkennung, Offenheit, Augenhöhe, Teilhabe, Gerechtigkeit, Akzeptanz, Achtsamkeit

Klarheit

Struktur, Orientierung, Ordnung

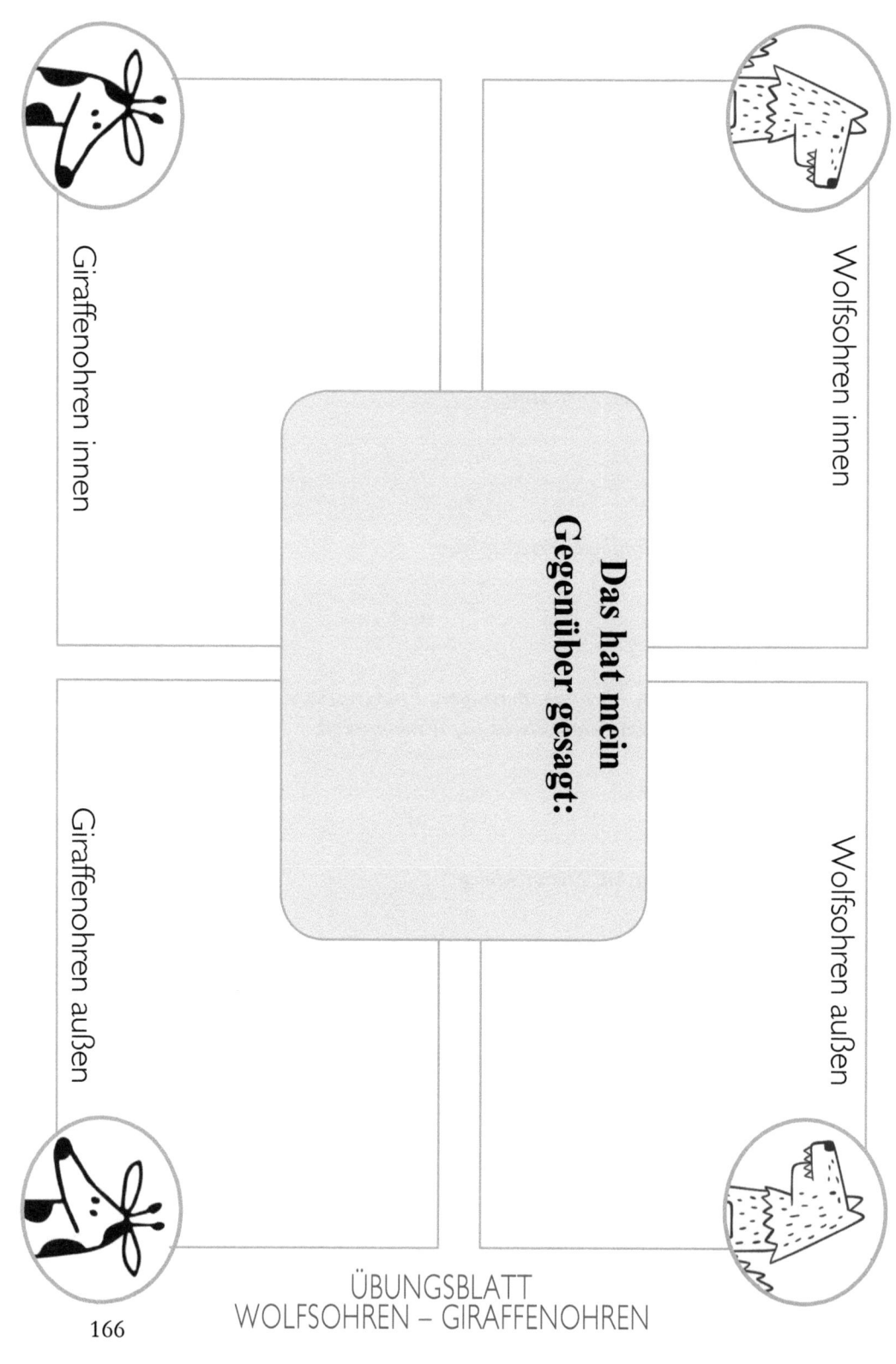

Giraffenohren innen

Wolfsohren innen

**Das hat mein
Gegenüber gesagt:**

Giraffenohren außen

Wolfsohren außen

ÜBUNGSBLATT
WOLFSOHREN – GIRAFFENOHREN

LITERATURVERZEICHNIS

Brandl, M. (Mai 2010). Familien früh stärken in Südtirol. (A.-F. Autonome Provinz Bozen-Südtirol, Hrsg.) Abgerufen am 08. Dezember 2021 von Die Entwicklung der emotionalen Kompetenz: http://www.provinz.bz.it/familie-soziales-gemeinschaft/familie/downloads/Emotion.pdf

Brodersen, H. (2018). Dich durch mein Herz sehen. Leipzig: tologo verlag.

Bundesministerium für Familie, S. F. (29. November 2021). Bundesministerium für Familie, Senioren, Frauen und Jugend. Abgerufen am 26. Februar 2022 von https://www.bmfsfj.de/bmfsfj/themen/gleichstellung/frauen-vor-gewalt-schuetzen/frauen-mit-behinderungen-schuetzen/gewalt-gegen-frauen-mit-behinderungen-80650

Dittmar, V. (2020, 6. Auflage). Gefühle & Emotionen. Eine Gebrauchsanweisung. München: edition est.

Harris, T. A. (1976). Ich bin o.k. – Du bist o.k.: Wie wir uns selbst besser verstehen und unsere Einstellung zu anderen verändern können – Eine Einführung in die Transaktionsanalyse. Reinbek bei Hamburg: Rowohlt Taschenbuch.

Hobmaier (Hrsg.), H. (2013, 5. Auflage). Psychologie. Köln: Bildungsverlag EINS GmbH.

Larsson, L., & Hoffmann, K. (2013). 42 Schlüsselunterscheidungen in der GFK. Paderborn: Junfermann Verlag.

Lückert, H.-R., & Lückert, I. (1994). Einführung in die Kognitive Verhaltenstherapie. München/Basel: Ernst Reinhard Verlag.

Luxen, U. (2003). Emotionale und motivationale Bedingungen bei Menschen mit geistiger Behinderung. In D. Irblich, B. Stahl, & B. Stahl (Hrsg.), Menschen mit geistiger Behinderung (S. 230-267). Göttingen: Hogrefe-Verlag.

Mahler, M. S., Pine, F., & Bergman, A. (2003, 18. Auflage). Die psychische Geburt des Menschen: Symbiose und Individuation. Frankfurt am Main: Fischer-Taschenbücher.

Mai, J. (11. September 2021). Karrierebibel. Von https://karrierebibel.de/beduerfnispyramide-maslow abgerufen am 20.5.2022.

Martin, P. (2015). Verhaltensauffälligkeiten als Ausdruck körperlicher Erkrankungen (Bd. Grundsätzliche und spezielle Aspekte der gesundheitlichen Versorgung von Menschen mit geistiger Behinderung). (M. Seidel, Hrsg.) Berlin: Eigenverlag der DGSGB.

Metzinger, A. (2009). Entwicklungspsychologie kompakt für sozialpädagogische Berufe. Troisdorf: Bildungsverlag EINS GmbH.

Newen, A., & Zinck, A. (06/2008). Wir sind, was wir fühlen. Gehirn & Geist, S. 40–45.

Rogers, C. R. (2010, 20. Auflage). Therapeut und Klient. Grundlagen der Gesprächspsychotherapie. Frankfurt am Main: Fischer Taschenbuch Verlag.

Rosenberg, M. B. (2006). Die Sprache des Friedens sprechen – in einer konfliktreichen Welt. Paderborn: Junfermann Verlag.

Rosenberg, M. B. (2007). Vortrag: Einführung in die Gewaltfreie Kommunikation. Auditorium – Original-Vortrag München, Mai 2006. (B. Ulrich, Hrsg.) Müllheim/Baden, Deutschland. Von www.auditorium-netzwerk.de abgerufen am 20.5.2022.

Rosenberg, M. B. (2012, 15. Auflage). Konflikte lösen durch Gewaltfreie Kommunikation. Ein Gespräch mit Gabriele Seils. Freiburg im Breisgau: Herder GmbH.

Rosenberg, M. B. (2015, 2. Auflage). Den Schmerz überwinden, der zwischen uns steht. Paderborn: Junfermann Verlag.

Rosenberg, M. B. (2016, 12. überarbeitete und erweiterte Auflage). Gewaltfreie Kommunikation. Eine Sprache des Lebens. Paderborn: Junfermann Verlag.

Rosenberg, M. B. (kein Datum). Kommunikation der Achtsamkeit. Abgerufen am 2. 4. 2019 von https://www.kommunikationderachtsamkeit.de/Gewaltfreie-Kommunikation-GFK/Ueber-Dr-Marshall-B-Rosenberg/

Sautter-Ott, K. (April 2018). Fortbildung bindungs-und emotionsorientiertes Arbeiten. Weckelweiler: unveröffentlichtes Skript.

Schulz-Kosel, Heiko. Musiker, Nada-Brahma-Yoga Lehrer. planetenklang.de

Senckel, B. (2003). Entwicklungspsychologische Aspekte bei Menschen mit geistiger Behinderung. In D. Irblich, & B. Stahl (Hrsg.), Menschen mit geistiger Behinderung (S. 71–147). Göttingen: Hogrefe-Verlag.

Senckel, B. (2015, 10. Auflage). Mit geistig Behinderten leben und arbeiten. München: Verlag C.H.Beck oHG.

Senckel, B. (2017, 5. überarbeitete Auflage). Du bist ein weiter Baum. Entwicklungschancen für geistig behinderte Menschen durch Beziehung. München: Verlag C.H. Beck oHG.

Theunissen, G. (2019). Autismus und herausforderndes Verhalten. Freiburg im Breisgau: Lambertus Verlag.

Abbildungsnachweis: Coverfotos: U1: Halfpoint/shutterstock.com; U4: Denis Kuvaev/shutterstock.com; Innenteil: Frau mit Junge: Olesia Bilkei/shutterstock.com; Wohngruppe: Master1305/shutterstock.com; Übungssymbol: janista/shutterstock.com; Giraffen und Blumen, Schafe, Nilpferd, künstlerische Katzen, Hunde; Rahmen und Deko, Mädchen und Jungen mit Schildern: Kudryashka/shutterstock.com; Frau mit Mädchen auf Wiese, Frau mit Wintermantel und Mädchen: Denis Kuvaev/shutterstock.com; Blonde Frau mit Mädchen in Kleid: Lopolo/shutterstock.com; Junge in Flugzeug: Fh Photo/shutterstock.com; Sprechblasen: Polina Tomtosova/shutterstock.com; Holzpuzzle: maradon 333/shutterstock.com; Uhrzeit: Istry Istry/shutterstock.com; Karotte schälen: Cat_arch_angel/shutterstock.com; Katze fängt Fisch und andere Katzen und Tiere: Separisa/shutterstock.com; Pyramide: stockvit/shutterstock.com; Gedeckter Tisch, Blumen in Glas: nadiia_oborska/shutterstock.com; Winterkleidung: tsaplia/shutterstock.com; Kochutensilien: Amili/shutterstock.com; Entwicklung Meilensteine: Leremy/shutterstock.com; Schule und Büro Doodle: Valeriya_Dor/shutterstock.com; Katzenpfoten: CNuisin/shutterstock.com; Katzenmama mit Babys: pinana_treeangle/shutterstock.com; Katzen mit langen Schwänzen: nutriaaa/shutterstock.com; Kommunikationsgewirr: Pranch/shutterstock.com; Kommunikationspuzzle: ANTSTUDIO/shutterstock.com; Wolf und Bäume: AllNikArt/shutterstock.com; Mann mit Kind im Rollstuhl: Jaren Jai Wicklund/shutterstock.com; Zwei Männer Handschlag, Mann hilft Kind beim Schneiden: Halfpoint/shutterstock.com; Zwei Personen am Meer: AnnGaysorn/shutterstock.com; Fünf Personen blicken von oben: fizkes/shutterstock.com; Hilfe beim Radfahren: Jaren Jai Wicklund/shutterstock.com; Change: Fida Olga/shutterstock.com; Verschiedene Notizzettel: WinWin artlab/shutterstock.com; Dekorative Rahmen: Tartila/shutterstock.com

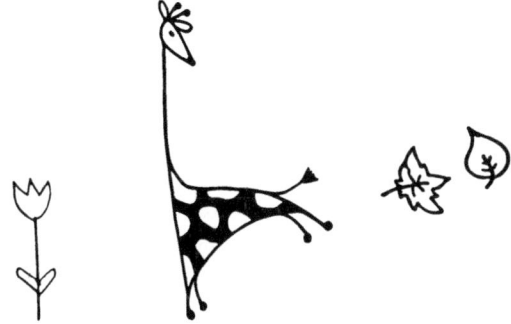

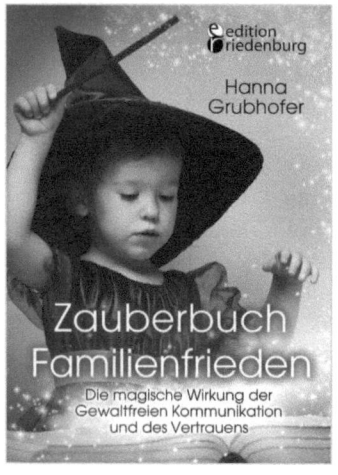

Hanna Grubhofer

Zauberbuch Familienfrieden – Die magische Wirkung der gewaltfreien Kommunikation und des Vertrauens

Raus aus dem Alltagsstress, rein ins volle Familienleben! Im „Zauberbuch Familienfrieden" verrät die erfahrene Psychologin und 7-fache Mutter Hanna Grubhofer die zahlreichen Geheimnisse ihres glücklichen Familienlebens. Basis hierfür sind gewaltfreie Kommunikation, Verantwortung und Vertrauen – in sich selbst und in die Kinder.

In kurzen, leicht lesbaren Kapiteln geht Hanna auf typische Konfliktsituationen ein. Sie reflektiert ihre Gefühle und gibt praktische Handlungsanleitungen, wie Eltern möglichst stressfrei reagieren können.

Zusätzlich bietet das Buch Fragebögen mit Ausfüllmöglichkeit für die eigene Standortbestimmung.

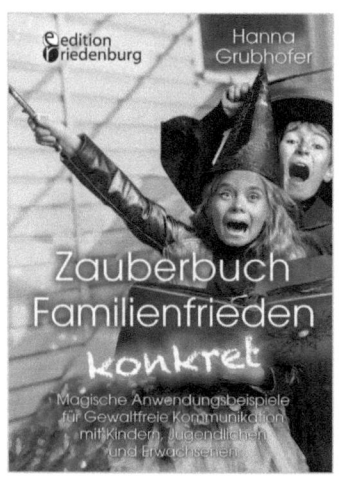

Hanna Grubhofer

Zauberbuch Familienfrieden konkret – Magische Anwendungsbeispiele für Gewaltfreie Kommunikation mit Kindern, Jugendlichen und Erwachsenen

Das Kind soll den Tisch abräumen, will nicht – und die Stimmung kocht hoch? Szenen wie diese finden sich in jeder Familie.

Bitten richtig formulieren, Missverständnisse leicht aufdecken und auflösen, sich offen mitteilen und vom Gesprächspartner tatsächlich empfundene Gefühle erfahren: Das alles und noch viel mehr kann die Gewaltfreie Kommunikation (GFK).

Zielgerichtet und mit zahlreichen Beispielen unterlegt, lotst Hanna Grubhofer durch den Familienalltag. Sie gibt konkrete Hilfestellungen zum Familienfrieden, wenn das bisherige Vokabular nicht ausreicht. Einfache und zugleich tiefgründige Übungen für den Alltag erlauben, das theoretische Wissen aktiv ins eigene Leben zu integrieren und dort nachhaltig gewaltfrei zu verankern.

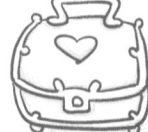

Im Buchhandel und auf editionriedenburg.at

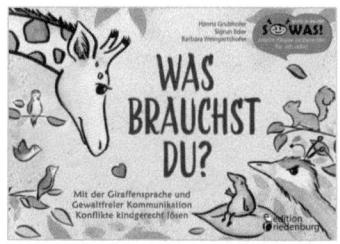

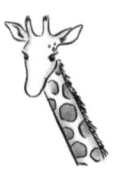

Hanna Grubhofer • Sigrun Eder
Barbara Weingartshofer (Illustrationen)

Was brauchst du? Mit der Giraffensprache
und Gewaltfreier Kommunikation
Konflikte kindgerecht lösen

SOWAS! Der Kinderbuch-Bestseller zur GFK

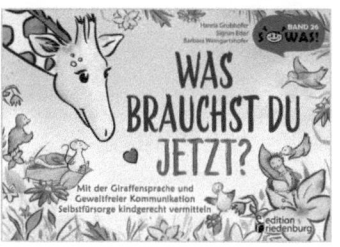

Hanna Grubhofer • Sigrun Eder
Barbara Weingartshofer (Illustrationen)

Was brauchst du jetzt? Mit der Giraffensprache
und Gewaltfreier Kommunikation
Selbstfürsorge kindgerecht vermitteln

SOWAS! Liebevoll illustriert und getextet für alle Fälle

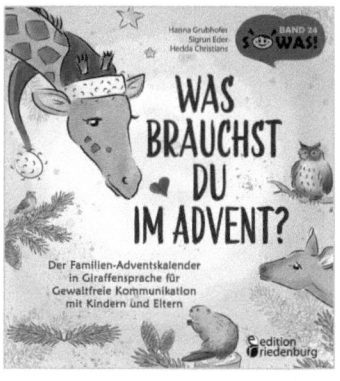

Hanna Grubhofer • Sigrun Eder
Hedda Christians (Illustrationen)

Was brauchst du im Advent? Der Familien-
Adventskalender in Giraffensprache für Gewaltfreie
Kommunikation mit Kindern und Eltern

Der GFK-Adventskalender zum Ausmalen und Mitmachen
für die ganze Familie

Ein Buch der erfolgreichen SOWAS!-Sachbuchreihe beim
Verlag edition riedenburg Salzburg. Alles SOWAS!-Titel
unter www.SOWAS-Buch.de

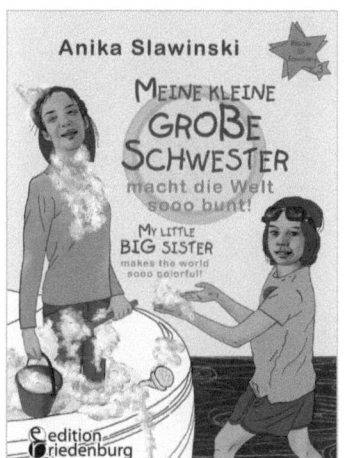

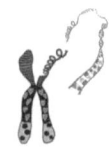

Anika Slawinski

Meine kleine große Schwester macht
die Welt sooo bunt! My little big sister
makes the world sooo colorful!

Leben mit einem genetischen Defekt: Dieses Buch
gibt einen liebevollen Einblick in den Alltag mit einem
besonderen Geschwisterkind. Und es zeigt, was wir alle von
Menschen lernen können, die anders sind.

zweisprachig Deutsch-Englisch | ab 4 Jahren

Buchreihe „Rituale für Familien" Band 3

Im Buchhandel und auf editionriedenburg.at

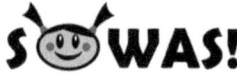 **SOWAS! Die Kinder- und Jugendsachbuchreihe**

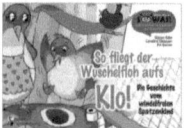
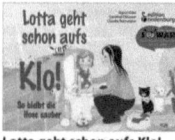
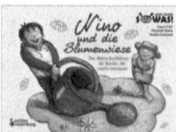
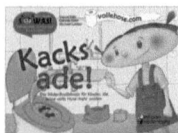

So fliegt der Wuschelfloh aufs Klo!
Die Geschichte vom windelfreien Spatzenkind

So gehen die Tiere groß aufs Klo!
Mit dem Wuschelfloh auf Klo-Weltreise

Lotta geht schon aufs Klo!
So bleibt die Hose sauber

Nino und die Blumenwiese
Das Bilder-Erzählbuch für Kinder, die nachts einnässen

Kacks ade!
Das Bilder-Erzählbuch für Kinder, die keine volle Hose mehr wollen

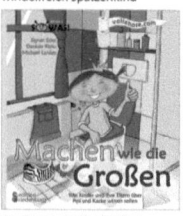
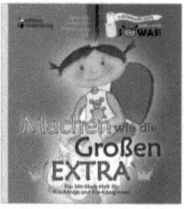
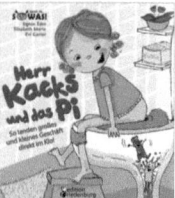
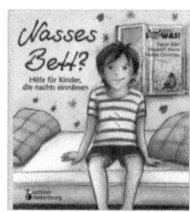
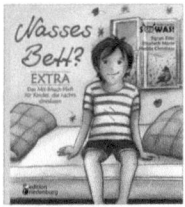

Machen wie die Großen
Was Kinder und ihre Eltern über Pipi und Kacke wissen sollen

Machen wie die Großen EXTRA
Das Mit-Mach-Heft für Klo-Könige und Klo-Königinnen

Herr Kacks und das Pi
So landen großes und kleines Geschäft direkt im Klo!

Nasses Bett?
Hilfe für Kinder, die nachts einnässen

Nasses Bett? EXTRA
Das Mit-Mach-Heft für Kinder, die nachts einnässen

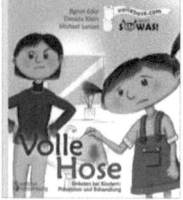
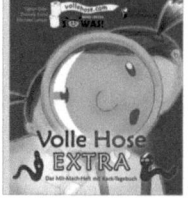

Volle Hose
Einkoten bei Kindern: Prävention und Behandlung

Volle Hose EXTRA
Das Mit-Mach-Heft mit Kack-Tagebuch

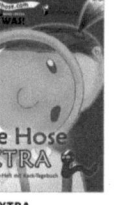
SOWAS!
SOWAS-Buch.de
Alle Titel im (internet-) Buchhandel erhältlich

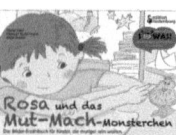
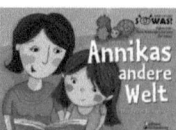
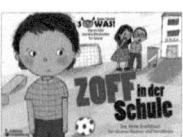
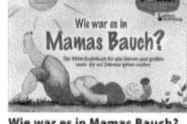

Wie war es in Mamas Bauch?
Das Bilder-Erzählbuch für alle kleinen und großen Leute, die auf Zeitreise gehen wollen

Felix und der Sonnenvogel
Das Bilder-Erzählbuch für Kinder, die getröstet und beschützt werden wollen

Rosa und das Mut-Mach-Monsterchen
Das Bilder-Erzählbuch für Kinder, die mutiger sein wollen

Annikas andere Welt
Das Bilder-Erzählbuch für Kinder psychisch kranker Eltern

Zoff in der Schule
Das Bilder-Erzählbuch für cleveres Streiten und Versöhnen

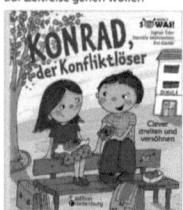
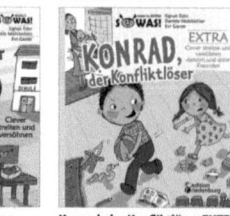
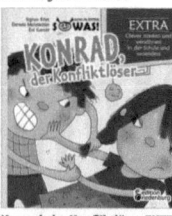
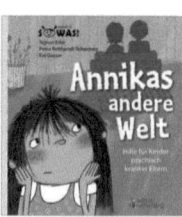
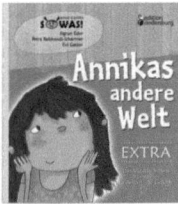

Konrad, der Konfliktlöser
Clever streiten und versöhnen

Konrad, der Konfliktlöser EXTRA
Clever streiten und versöhnen daheim und unter Freunden

Konrad, der Konfliktlöser EXTRA
Clever streiten und versöhnen in der Schule und woanders

Annikas andere Welt
Hilfe für Kinder psychisch kranker Eltern

Annikas andere Welt EXTRA
Das Mit-Mach-Heft für deine Gedanken und Gefühle

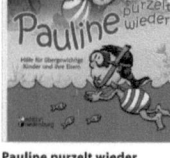
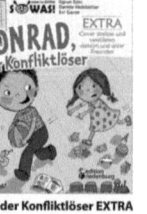
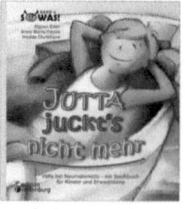
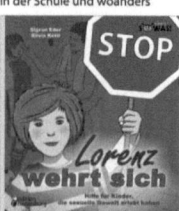
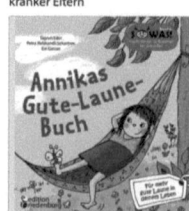
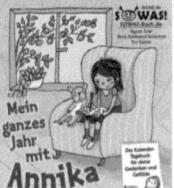

Pauline purzelt wieder
Hilfe für übergewichtige Kinder und ihre Eltern

Jutta juckt's nicht mehr
Hilfe bei Neurodermitis – ein Sachbuch für Kinder und Erwachsene

Lorenz wehrt sich
Hilfe für Kinder, die sexuelle Gewalt erlebt haben

Annikas Gute-Laune-Buch
Für mehr gute Laune in deinem Leben

Mein ganzes Jahr mit Annika
Das Kalender-Tagebuch für deine Gedanken und Gefühle